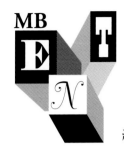

JN115548

編集企画にあたって……

　この1冊には，運動についての基本的知識とアスリート診療に必要な耳鼻咽喉科の知識が満載されています．各執筆者が実際にスポーツの現場に足を運び，また自らもスポーツを実践されているからだと思います．

　メニエール病の有酸素運動や良性発作性頭位めまい症の理学療法の指導には，運動による障害予防の知識が必要です．運動についての解説はロンドンオリンピック水泳チーム帯同ドクターの渡部厚一先生に，そしてストレッチについてはリオオリンピック飛込チーム帯同トレーナーの成田崇矢先生にお願いしました．運動に対する医学的理解が深まります．

　アスリート診療にはドーピング禁止薬についての知識が不可欠です．ドーピングコントロールについては，陸上近代5種競技とデフスポーツで医事委員を務め，アスリートのメディカルチェックもされているスポーツドクターの藤森里香子先生にお願いしました．障がい者スポーツについては，障がい者アスリートのサポート経験豊かな障がい者スポーツ医の志賀英明先生に，デフスポーツなどの解説をお願いしました．医療サポートの重要性が理解できます．

　スポーツ現場では運動によって誘発される耳鼻咽喉科疾患に遭遇することがあります．運動誘発性疾患については，実際の経験から私が担当させていただきました．バランスに関しては大学カヌー部員のバランスを研究されているスポーツドクターの岡田智幸先生にお願いしました．バランス感覚がスポーツにおいて重要であることが再確認できます．日常生活習慣の影響についても解説があります．

　患者に運動歴を問診することはあまりありませんが，実は耳鼻咽喉科領域にもスポーツ障害は存在します．スポーツと難聴に関しては，人工内耳を使用しているスイマーの治療のご経験があり，かつご自身もマスターズ大会でスイマーとして活躍されている熊川孝三先生にお願いしました．スポーツ外傷も耳鼻咽喉科と無縁ではありません．顔面外傷や頸部外傷の中には急を要するものが含まれます．外傷については，調査をされたご経験のあるスポーツドクターでドーピングコントロールオフィサーでもある福田裕次郎先生にお願いしました．

　気圧の変化が大きい特殊環境でのスポーツにはスクーバダイビングと登山があります．耳管機能評価はスクーバダイビング可否判定に必要です．最も耳鼻咽喉科専門知識が必要なスポーツともいえます．スクーバダイビングに関してはダイバーの北島尚治先生にお願いしました．登山では低酸素・低気圧が身体に大きく影響します．登山に関しては，登山家であり富士山山頂において研究をされている高所医学の第一人者，井出里香先生にお願いしました．

　アスリート診療，耳鼻咽喉科患者への運動指導，障がい者スポーツにおける耳鼻咽喉科の意義，耳鼻咽喉科領域のスポーツ障害，特殊環境におけるスポーツなどの基本知識が，お読み頂くことにより得られると思います．スポーツ耳鼻咽喉科についての初めての実用書です．

2020年2月

大谷真喜子

KEY WORDS INDEX

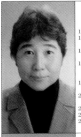

井出 里香
（いで りか）

1992年	東京女子医科大学卒業
1995年	慶應義塾大学医学部耳鼻咽喉科入局
1996年	独立行政法人病院機構東京医療センター耳鼻咽喉科
1998年	国立小児病院（現，国立成育医療研究センター）耳鼻咽喉科
1999年	慶應義塾大学医学部耳鼻咽喉科，助手
2002年	川崎市立井田病院耳鼻咽喉科
2004年	永寿総合病院耳鼻咽喉科
2009年	平塚市民病院耳鼻咽喉科
2010年	東京都立大塚病院耳鼻咽喉科，医長

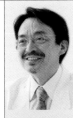

熊川 孝三
（くまかわ こうぞう）

1976年	順天堂大学卒業 同大学脳神経外科
1979年	東京大学耳鼻咽喉科
1984年	医学博士号取得
1985年	虎の門病院耳鼻咽喉科杜
1990年	同，医長
2001年	シドニー大学留学（半年間）
2007年	虎の門病院耳鼻咽喉科部長・聴覚センター長
2012年	同病院遺伝診療センター長兼務
2017年	赤坂虎の門クリニック耳鼻咽喉科，部長

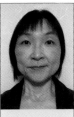

藤森 里香子
（ふじもり りかこ）

1989年	昭和大学卒業 順天堂大学耳鼻咽喉科学教室入局
1994年	同大学，助手
2000年	浦安市川市民病院，医長
2004年～	目黒耳鼻咽喉科医院，院長
2016年～	日本近代五種協会医科学委員
2017年～	日本スポーツ協会認定スポーツドクター
2019年～	日本ろうあ連盟スポーツ委員会医科学委員

大谷 真喜子
（おおたに まきこ）

1985年	関西医科大学卒業
1991年	同大学大学院修了
1992年	仏国モンペリエ INSERM U254 に留学
1994年	済生会泉尾病院耳鼻咽喉科
1999年	大道会大道病院耳鼻咽喉科
2006年	細田耳鼻科 EAR CLINIC
2016年	和歌山県立医科大学耳鼻咽喉科・頭頸部外科，博士研究員
2018年	同，講師 スポーツドクター，障がい者スポーツ医

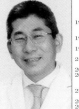

志賀 英明
（しが ひであき）

1995年	金沢大学卒業 同大学附属病院研修医（耳鼻咽喉科）
1997年	米国ジョージタウン大学研究員
1999年	金沢大学大学院医学研究科修了，医学博士
2000年	舞鶴共済病院，医長（耳鼻咽喉科）
2003年	米国 NIH 研究員
2007年	金沢大学附属病院，助教（耳鼻咽喉科・頭頸部外科）
2009年	金沢医科大学，講師（耳鼻咽喉科学）
2013年	同，准教授
2015年	サウンドテーブルテニス石川県代表チームドクター

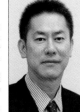

渡部 厚一
（わたなべ こういち）

1989年	東京大学教育学部体育学健康教育学科卒業
1995年	筑波大学医学専門学群卒業
2001年	同大学附属病院内科レジデント研修医修了 国立病院機構茨城東病院内科・リハビリテーション科
2006年	筑波大学体育系，講師
2012年	同，准教授

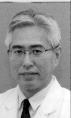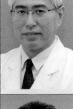

岡田 智幸
（おかだ ともゆき）

1984年	聖マリアンナ医科大学卒業 同大学病院研修医（1986年まで）
1990年	同大学大学院修了 同大学耳鼻咽喉科，助手
1994年	中国瀋陽市東洋医学研修
1995〜97年	英国ロンドン大学MRC HMBU 留学
1998年	聖マリアンナ医科大学耳鼻咽喉科，講師
2006年	同，准教授（聖マリアンナ医科大学横浜市西部病院耳鼻咽喉科部長）
2019年	同，特任教授（聖マリアンナ医科大学保健管理センター長，産業医） 同大学医師会会長
（資格：日本スポーツ協会公認スポーツドクターなど）

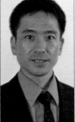

成田 崇矢
（なりた たかや）

1997年	群馬大学医療技術短期大学部理学療法学科卒業 高德会上牧温泉病院理学療法士
2000年	龍邦会東前橋整形外科理学療法士
2008年	つくば国際大学医療保健学部理学療法学科，助手
2009年	健康科学大学健康科学部理学療法学科，助教
2011年	同，講師
2013年	同，准教授
2015年	同，教授
2019年	桐蔭横浜大学スポーツ健康政策学部スポーツテクノロジー学科，教授

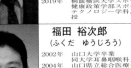

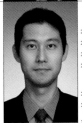

北島 尚治
（きたじま なおはる）

1998年	東京医科大学卒業 同大学耳鼻咽喉科入局
2002年	同大学大学院医学研究科耳鼻咽喉科学専攻博士課程修了
2003年	大月市立中央病院耳鼻咽喉科，部長
2004年	西東京中央総合病院耳鼻咽喉科，部長
2006年	東京医科大学耳鼻咽喉科，助手
2008年	北島耳鼻咽喉科医院勤務 東京医科大学耳鼻咽喉科・頭頸部外科，非常勤講師
2019年	北島耳鼻咽喉科医院，院長

福田 裕次郎
（ふくだ ゆうじろう）

2002年	山口大学卒業 同大学耳鼻咽喉科入局
2004年	山口県立総合医療センター耳鼻咽喉科
2008年	山口大学耳鼻咽喉科，医員
2011年	同大学大学院単位取得退学 愛知県がんセンター中央病院頭頸部外科，レジデント
2014年	山口大学耳鼻咽喉科，助教
2015年	愛知県がんセンター中央病院頭頸部外科，医長
2017年	川崎医科大学耳鼻咽喉科，講師

WRITERS FILE ライターズファイル（50音順）

CONTENTS 耳鼻咽喉科医に必要なスポーツ診療の知識

編集企画／大谷真喜子
和歌山県立医科大学
講師

Monthly Book ENTONI　No. 243/2020. 4　目次

編集主幹／市川銀一郎　小林俊光

【ENTONI®（エントーニ）】
ENTONIとは「ENT」（英語のear, nose and throat：耳鼻咽喉科）にイタリア語の接尾辞 ONE の複数形を表す ONI をつけ，耳鼻咽喉科領域を専門とする人々を示す造語．

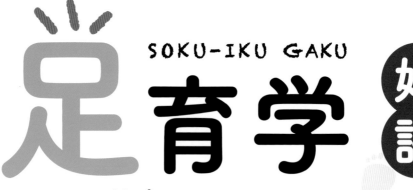

足育学

SOKU-IKU GAKU

好評

外来でみる
フットケア・フットヘルスウェア

編集：**高山かおる**　埼玉県済生会川口総合病院 主任部長
一般社団法人足育研究会 代表理事

2019 年 2 月発行　B5 判　274 頁　定価 (本体価格 7,000 円＋税)

治療から運動による予防まで
あらゆる角度から「足」を学べる足診療の決定版！

解剖や病理、検査、治療だけでなく、日々のケアや爪の手入れ、
運動、靴の選択など知っておきたいすべての足の知識が網羅されています。
皮膚科、整形外科、血管外科・リンパ外科・再建外科などの**医師**や**看護師**、
理学療法士、**血管診療技師**、さらには**健康運動指導士**や**靴店マイスター**など、
多職種な豪華執筆陣が丁寧に解説！
初学者から専門医師まで、とことん「足」を学べる一冊です。

CONTENTS

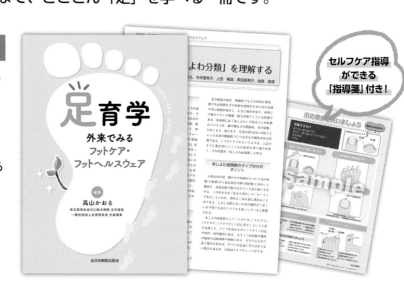

セルフケア指導
ができる
「指導箋」付き！

全日本病院出版会　〒113-0033 東京都文京区本郷 3-16-4　Tel:03-5689-5989
www.zenniti.com　　　　　　　　　　　　　　　　　　　　　Fax:03-5689-8030

MB ENT, 243：1-7, 2020

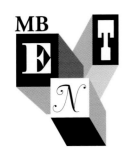

◆特集・耳鼻咽喉科医に必要なスポーツ診療の知識

運動療法

渡部厚一*

Abstract 運動療法を考える前提として，運動，身体活動，スポーツ，体育といった概念の理解が重要である．運動は生活活動とともに身体活動の一部であり，体力維持・向上のために継続して計画的に行われ，生活習慣病の減少やメンタルヘルスの向上を目指すものである．一方，スポーツは身体活動や運動の一部を含み，遊びやゲーム，競争の要素を含む．

運動を治療に用い，疾患の予防を行うことを運動療法といい，運動処方という類似の言葉もある．運動処方の過負荷，漸進性，反復性，個別性の原則と同様，運動療法では科学的根拠に基づいた頻度，強度，時間，種類(様式)の適切な設定が重要である．強度の指標は，自覚的なボルグスケール，他覚的な心拍数やメッツ(METs)が代表的である．種類には有酸素，無酸素，レジスタンス運動(筋力トレーニング)や筋収縮様式による分類などがある．スポーツを活用したスポーツ療法のエビデンス蓄積は，スポーツ医学の将来的な課題といえる．

Key words 運動(exercise)，スポーツ(sports)，頻度(frequency)，強度(intensity)，時間(time)，様式(type)

運動とは何か?

スポーツ診療において最初に把握しておきたいことは，スポーツに関連する言葉として身体活動，運動，動作などというものがあるが，それぞれどのように違うかということである．スポーツ診療とは当然のことながらスポーツを診療することにほかならないが，一般医療では運動療法が行われている．つまり，運動療法とは運動を治療に用いて疾患の予防や改善を促すことであり，厳密にはスポーツを治療に用いることとは異なっている．それでは，運動とスポーツの違いは何であろうか?

運動と動作，身体活動，スポーツ，体育(図1)

運動(motion, movement, exercise)とは，物理学的には物体の位置が時間とともに変化することをいい，これを人体に当てはめた場合に，からだ

を鍛え，健康を保つために身体を動かすことを示す．このうち前者は，スポーツ医学領域では動作(motion)と表現し，何かをしようとしてからだを動かすことや，その際のからだの動きを意味し，スポーツ科学では「動作分析」という手法で，パフォーマンスに効率的に結びつく動作の解析や，傷害発生のメカニズムの解析などが行われている．

一方，後者としての運動(exercise)は，日本の健康政策である健康日本21において身体活動(physical activity)とともに，生活習慣病の罹患率や死亡率の減少，メンタルヘルスや生活の質の改善効果をもつものとして捉えられている[1]．運動習慣は頻度，時間，強度，期間の4要素から定義され，平成29年(2017年)国民健康・栄養調査では運動習慣者を「1回30分以上の運動を週2回以上実施し，1年以上継続している者」としており，その割合は男性の35.9%，女性の28.6%である[2]．国は運動習慣者の増加を目指しているが，

---

* Watanabe Koichi，〒305-8574 茨城県つくば市天王台1-1-1 筑波大学体育系，准教授

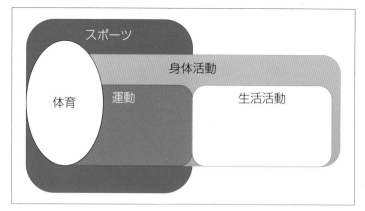

図 1.
運動と動作，身体活動，スポーツ，
体育の関係

調査の結論では，「この 10 年でみると男女ともに有意な増減はみられない」としており，特に最も低い世代として，男性では 30 歳台で 14.7%，女性では 20 歳台で 11.6% としている．

なお，健康づくりのための身体活動基準 2013[3] において，身体活動は，「安静にしている状態より多くのエネルギーを消費するすべての動作のこと」と定義し，日常生活における労働，家事，通勤・通学など(例：買い物・洗濯物を干すなどの家事，犬の散歩・子どもと屋外で遊ぶなどの生活上の活動，通勤・営業の外回り・階段昇降・荷物運搬・農作業・漁業活動などの仕事上の活動)の「生活活動」と，体力の維持・向上を目的として計画的・意図的に実施し，継続性のある活動(例：ジムやフィットネスクラブで行うトレーニングやエアロビクスなど，テニス・サッカー・バスケなどのスポーツ，余暇時間の散歩や活発な趣味)としての「運動」に分けられるとしている．以上から，運動は，体力の維持・向上のために継続して計画的に行われるものであって，これにより，さらに生活習慣病の減少やメンタルヘルスの向上を目指すものであるといえる．

一方，我が国ではスポーツ基本法が 2011 年 8 月 23 日より施行された[4]．1961 年に制定されたスポーツ振興法を 50 年ぶりに全部改正してスポーツの基本理念とスポーツ施策の基本事項を定めている．この冒頭において，スポーツを，世界共通の人類の文化として，「心身の健全な発達，健康及び体力の保持増進，精神的な充足感の獲得，自律心その他の精神の涵養等のために個人又は集団で行われる運動競技その他の身体活動」と定義して

いる．つまり，スポーツは運動や身体活動を包含して現代社会においてその役割を拡大しており，運動とスポーツの区別が難しいのはこのためであろう．しかし，Guttmann[5]はスポーツの根源について，図 2 のように分析している．すなわち，スポーツは無限にある競技のうち知的な技術とともに身体的な技術(physical skill)が重要な部分を占める非実用的競技であり，組織的な遊戯であるゲームのうち競争的であるものである．言い換えれば，スポーツは遊戯から派生し，これが組織的となってゲームとなり，競争的となって競技となったもののうち，主に身体的技術が占めるものといえる．したがって，運動との違いとして，遊戯，組織＝ルール，ゲーム，競争という要素を含むのが特徴といえるであろう(図 2)．

次に，体育(physical education)とは，運動やスポーツを用いて身体の健康を維持するための教育と考えられる．文部科学省[6]は，「すべての子どもたちが，生涯にわたって運動やスポーツに親しむのに必要な素養と健康・安全に生きていくのに必要な身体能力，知識などを身に付けることをねらいとするもの」としており，身体能力には ① 短時間に集中的に力を発揮する身体能力，② 持続的に力を発揮する身体能力，③ 柔軟性を発揮する身体能力，④ 巧みに身体を動かす身体能力，の 4 つに整理している．

運動療法

運動療法(therapeutic exercise, exercise therapy)とは，運動を治療に用いて疾患の予防，治療を行うことをいう．リハビリテーション医学の中

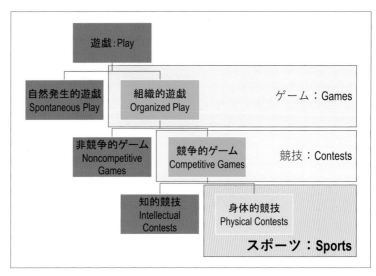

図 2.
スポーツの構成要素

で主に用いられてきた言葉であり，機能訓練や治療体操，狭義の理学療法にも相当し，医学用語としては 1960 年代より用いられるようになったようである．また，その内容は廃用症候群をはじめ関節可動域の維持・改善，筋力強化といった筋骨格系に向けたものから，虚血性心疾患や高血圧症，慢性閉塞性肺疾患など呼吸循環器系のもの，肥満症，糖尿病，脂質異常症などの代謝性疾患，脳血管障害やうつなど精神神経系疾患のものなど広くにわたり，2016 年 4 月には慢性腎臓病の運動療法が公的医療保険の対象となった．

一方，治療としての運動を患者に処方することを運動処方（exercise prescription）という．スポーツ系の辞書には exercise prescription は掲載されるものの therapeutic exercise は掲載されず[7)8)]，内科学用語集[9)]ではその逆であることから，両者の由来が異なるものと考えられ，池上[10)]は「運動処方は与えられるものではなくて，運動する人が自分でつくるものであると心得るべきである」と述べており，運動処方は医療としてよりも，主に生活の中での運動場面で行われる．

特にこの数十年では，不活動の疾病や死亡率への寄与と，不活動に起因する疾病への運動の効果が科学的に報告され，2007 年には，アメリカスポーツ医学会が "Exercise Is Medicine" の世界的指針を発表したが，医療としての運動は古くは古代にまでさかのぼるとの指摘[11)]もある．

さて，スポーツ科学でのトレーニングではもちろん，運動処方の基本的原則として古くより知られているのが 4 つの原則，すなわち，① 過負荷の原則，② 漸進性の原則，③ 反復性の原則，④ 個別性の原則である．同様に，運動療法でも FITT つまり，Frequency（頻度），Intensity（強度），Time（時間），Type（種類）を明確にすることが重要とされている．

運動の頻度

運動の頻度について考えた場合，意外にもこれについて詳述している成書が少ないのが現状である．一般的に運動の頻度としては，ウェイトトレーニングのように回数として表現されるものや，インターバルトレーニングのように間隔として表現されるものがあり，また，1 回の運動セッションの中での頻度を示す場合と，運動セッション間の間隔を示す場合がある．つまり，50 kg の重量を 5 回挙げようとか，100 m を 2 分間隔で泳ごうというものと，週に 2〜3 日，1 日 2 回，30 分の運動をしようというような表現になる．

これらの回数や間隔は運動の様式によりある程度自覚的にも経験的にも決定できるが，科学的知見に基づいて行われることが，運動療法の効果やオーバーリーチングやオーバートレーニング予防のためには重要である．したがって，例えば糖尿病の運動療法における運動時間や頻度は，筋細胞でのインスリン抵抗性改善に必要な運動時間やその運動時間で利用される代謝経路，運動後のイン

表 1. 自覚的運動強度としてのボルグスケール

ボルグ原法														
6	7	8	9	10	11	12	13	14	15	16	17	18	19	20
	Very, very light		Very light		Fairly light		Some-what hard		Hard		Very hard		Very, very hard	

修正ボルグスケール											
0	0.5	1	2	3	4	5	6	7	8	9	10
Nothing at all	Very, very light	Very light	Fairly light	Mode-rate	Some-what hard	Hard		Very hard			Very, very hard

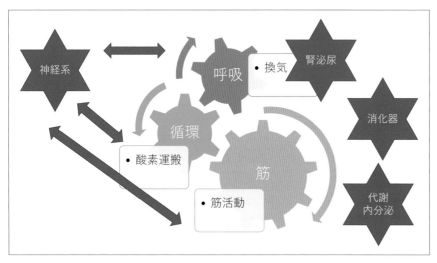

図 3.
運動に重要な3つの歯車

スリン抵抗性の持続時間などが根拠となっている。また、運動後の筋を含めた疲労回復に要する時間や、トレーニングへの筋の記憶持続時間などの科学的知見も、最適な運動の頻度を決定する重要な情報である。

運動強度

運動強度の指標としては、自覚的な運動強度として RPE(rate of perceived exertion)があり、スポーツ科学の領域ではボルグ(Borg)による自覚的運動強度がよく知られ、通常6〜20のスケールで表示されている。また、この数字に10をかけた数字がおおよその心拍数となるように設定されている。一方、ボルグの変法は0〜10の数字の中に自覚的運動強度を示したものであり、医療現場ではこちらのほうが比較的よく使用されている(表1)。さらに、10 cm の尺を用いて、その時点での自覚的運動強度を示す方法として VAS(visual analogue scale)がある。

一方、他覚的な運動強度としては、心拍数など生理学的な指標がよく用いられる。通常、運動は3つの歯車がうまく連動することにより行われる(図3)。この中で通常健常者において運動限界を示すのは真ん中の循環であり、このため運動は心臓の限界により終了する。そのため、心拍数は最大運動時に頭打ちとなり最高心拍数となるが、この最高心拍数は加齢により低下することが知られており、Karvonen の式:220−年齢は有名である。

酸素摂取量もまた運動強度の指標として用いられる。酸素摂取量は身体全体が消費する単位時間当たりの酸素量に相当し、このうち安静時の酸素摂取量は基礎代謝量として考えられ、この基礎代謝量との比を METs(metabolic equivalents)として表現している(表2)[12]。

また、これらの運動強度の間には、各項目間の関係についても古くより検討されている。例え

表 2. 運動と METs

スポーツ種目	METs
サッカー	7.0〜10.0
ビリヤード	2.5
卓球	4.0
ボウリング	3.0〜3.8
アーチェリー	4.3
フェンシング	6.0
ゴルフ	3.0〜5.3
バスケットボール	6.0〜9.3
ボクシング	5.5〜12.8
ハンドボール	7.0〜12.0
テニス	4.5〜8.0

や糖尿病，脂質異常症の運動療法では消費カロリーの計算に有用である．同様に運動量をアンケート方式で計算する方法もある．International Physical Activity Questionnaire；IPAQ などが代表的なものであり，世界統一基準で身体活動量を評価するため WHO ワーキンググループにより作成された国際標準化身体活動質問表である．

運動時間

運動時間との関係において代謝経路を考えることは，用いる運動様式を選択するうえで重要である．一般的に，短時間では ATP-CP 系が，時間が長くなるにつれて解糖系，有酸素系が用いられ，この特性を発揮する筋線維も分類されている（図5）．注意すべきことは，これらの代謝経路は運動時間とともに順番に切り替わるのではなく，その配分を変えていくことである．

運動様式

一般的によく検討される運動様式としては，先述の運動時間や強度の関係から，大きく分けて有酸素運動，無酸素運動とレジスタンス運動（筋力トレーニング）がある．また，筋収縮に注目して分類しているのが，等尺性運動，等張性運動，等速性運動であり，それぞれ関節角度を変えず筋収縮を行う運動，同じ張力をかけて行う運動，同じ角速度で関節角度を変化させる運動を言う．運動強

ば，自転車運動における負荷やトレッドミルの走速度と心拍数の間には直線で示される関係があることが知られている（図4）．

運動強度に時間をかけると，運動量となる．例えば，METs に時間をかけたものを Ex（エクササイズ）と表現する．また，近年では小型でウェアラブルな加速度計を用いて，これにより運動量をカロリー計算で示す携帯型機器が普及し，簡易に運動量を把握することができるようになった．肥満

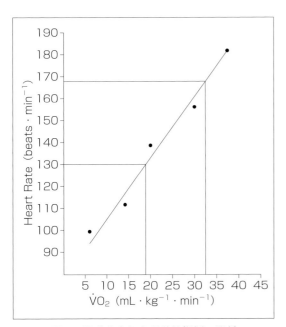

図 4. 運動強度と生理学的指標の関係
（心拍数と最高酸素摂取量）
（文献 13，図 7-3 より）

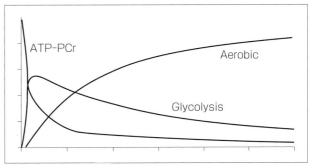

図 5. 運動時間と利用される代謝経路
（文献 14，図 3 より）

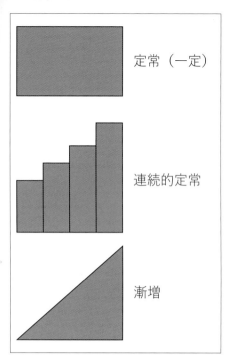

定常（一定）

連続的定常

漸増

図 6. 運動様式

表 3. スポーツの静的・動的要素

	A 軽度動的	B 中等度動的	C 高度動的
I 軽度静的	ゴルフ ビリヤード ボウリング カーリング 射撃	バレーボール ソフトボール 野球	サッカー バドミントン テニスシングルス
II 中等度静的	アーチェリー	フェンシング フィギュアスケート ラグビー	ハンドボール バスケットボール 競泳
III 高度静的	ボブスレー 体操	ボディビル レスリング	スピードスケート ボクシング サイクリング ボート

度の上げ方として，漸増という形で徐々に上げていく方法や階段状に上げていく方法，固定して一定の運動強度で行う方法などがある（図6）.

また，運動療法においては，メインとなる運動の他に，ウォーミングアップやクールダウン，柔軟性向上の目的も含むストレッチや，精神・心理面での影響も考慮したリラクゼーションなどが組み合わされる.

スポーツは様々な運動様式の複合的な組み合わせで構成されている．したがって，この複合的な運動様式について，アメリカ心臓学会は動的要素と静的要素に分け[15]，2次元の座標軸でスポーツを分類している（表3）.

おわりに

現在，医療では運動療法が多く行われている．運動療法の利点としては運動強度や運動量を容易に設定できる点がある反面，画一的でモノトーンな運動は慢性疾患にある患者にとっては動機づけを損ない，時に精神的ストレスとなりうる．今後はスポーツのもつ遊戯やゲーム，競争の要素を上手く活用し，スポーツ療法としてのエビデンスを蓄積することがスポーツ医学の課題と考えている.

文 献

1) 厚生労働省：身体活動・運動. https://www.mhlw.go.jp/www1/topics/kenko21_11/b2.html

2) 厚生労働省：平成29年国民健康・栄養調査結果の概要：23, 2018.

3) 厚生労働省：健康づくりのための身体活動基準2013：1, 2013.

4) 文部科学省：スポーツ基本法（平成23年法律第78号）（条文）http://www.mext.go.jp/a_menu/sports/kihonhou/attach/1307658.htm

5) Guttmann A：From Ritual to Record：The Nature of Modern Sports. New York, Columbia University Press, 1978.

6) 文部科学省：体育の目的の具体的な内容—すべての子どもたちが身に付けるべきもの— http://www.mext.go.jp/b_menu/shingi/chukyo/chukyo0/toushin/attach/1395089.htm

7) 日本臨床スポーツ医学会（編）：臨床スポーツ医学用語集：280, 全日本病院出版会, 2008.

8) Bartlett R, et al.（Ed.）：Encyclopedia of international sports studies：497, Routledge（London）, 2010.

9) 日本内科学会（編）：内科学用語集第5版：164, 医学書院, 1998.

10) 池上晴夫：運動処方-理論と実際：138, 朝倉書店, 1982.

11) Tipton CM：The history of "Exercise Is Medicine" in ancient civilizations. Adv Physiol Educ, 38：109-117, 2014.
Summary 2007年より米国スポーツ医学会が展開する "Exercise Is Medicine" の基盤としての運動と医療の歴史を古代より振り返っている.

12) 国立健康栄養研究所：改訂版身体活動のメッツ

（METs）表，2012.

Summary METs としての身体活動量を日常生活の活動を大項目に，具体的個別活動をコード付き細分化して示している.

13）ACSM：ACSM's Guidelines for Exercise Testing and Prescription. 6th Ed.：148（Fig7-3）, Lippincott Williams & Wilkins（USA）, 2000.

14）Gastin PB：Energy System Interaction and Relative Contribution During Maximal Exercise. Sports Med, **31**（10）：725-741, 2001.

15）Mitchell JH, Haskell W, Snell P, et al：Classification of Sports. J Am Coll Cardiol, **45**（8）：1364-1367, 2005.

Summary スポーツを運動時の心血管反応も含めて静的要素，動的要素で各3段階に分類する方法について概説している.

MB ENT, 243：8-12, 2020

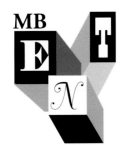

◆特集・耳鼻咽喉科医に必要なスポーツ診療の知識

ストレッチ

成田崇矢*

Abstract ストレッチは主に静的ストレッチ，動的ストレッチ，他動的ストレッチ，自動的ストレッチの4種類のストレッチに分類される．静的ストレッチは可動域改善に優れ，主にクールダウンの際に用いられる．動的ストレッチは可動域改善以外にも，即時的にパフォーマンス向上効果を認めるため，ウォーミングアップの際に用いられる．また，他動的ストレッチは，パートナーが必要であるが，可動域向上に最も効果的である．本稿では，これらの種類別のストレッチの実際をハムストリングスのストレッチを例に解説する．

Key words 静的ストレッチ（static stretching），動的ストレッチ（dynamic stretching），他動的ストレッチ（passive stretching），自動的ストレッチ（active stretching），ウォーミングアップ（warming-up），クールダウン（cool down）

はじめに

ストレッチとは伸ばすという意味であり，通常は筋を伸ばすことを意味している．リハビリテーションやスポーツ現場においては，治療手技やアスリート，患者自身のウォーミングアップやクールダウン，ホームエクササイズにて一般的に用いられている．ストレッチを定期的に実行することにより，怪我のリスクを減らし，パフォーマンスを向上させるため，American College of Sports Medicine：アメリカスポーツ医学会（ACSM）は，週に最低2〜3日の柔軟性トレーニングとしてストレッチを推奨している．本稿では，ストレッチの種類や目的別ストレッチ方法，その具体例を紹介する．

ストレッチの種類

ストレッチと名が付いているテクニックは多くあるが，これらはこれから紹介する4種類のストレッチのバリエーションである．

1．静的ストレッチ（static stretching）

静的ストレッチは，通常は10〜30秒の間，筋の伸張性を感じながら快適に行える最大な位置に保持する．特徴は，動きがなく，コントロールされている点である．1975年に Bob Anderson が「Stretching」を出版してより，世界中に広がったストレッチの最も一般的な形式であり，全体的な柔軟性を向上させるために安全で効果的な方法である．また，可動域の増加を認めることによりパフォーマンスが向上し，怪我のリスクが低下する可能性が示唆されている[2)3)]．しかし，実施直後は筋力低下が起こる[4)]ことや敏捷性のパフォーマンスやバランス能力が低下する[5)]と報告がある．一方，静的ストレッチの即時効果として，パフォーマンス向上も低下もしなかったとの報告[6)〜8)]もあり，静的ストレッチの即時効果に対する一定の見解は得られていないが，パフォーマンスに関しては，否定的な論調が多い．このため，長期的な視点では，可動域の向上などの効果を認めるが，スポーツ活動直前はリパフォーマンスを低下させる

＊ Narita Takaya，〒225-8503 神奈川県横浜市青葉区鉄町1614 桐蔭横浜大学スポーツ健康政策学部スポーツテクノロジー学科，教授

可能性があり，実施するタイミングを検討する必要がある.

2．動的ストレッチ（dynamic stretching）

静的の反対語である動的ストレッチは，筋の伸張を感じる快適な動きの範囲を，通常10～12回繰り返すことによって筋の伸張を目的とするストレッチである．動的ストレッチは，深部筋肉の温度を上昇させ，神経系を刺激し，拮抗筋の抑制を低下させることから怪我のリスクを低下させる可能性が示唆されている[9)10)]．また，動的ストレッチは静的ストレッチより安全性を考慮する必要はあるが，即時的に膝伸展筋力が向上する[9)]ことや可動性や運動性を改善すると報告されおり，パフォーマンス面においても利点が望める.

動的ストレッチの一部にバリスティックストレッチがあるが，バリスティックストレッチは，筋肉を限界まで伸ばし，その反動で急速に戻るストレッチ[11)]であり，Jaggers らは，動的ストレッチはコントロールされ意図的に行われるが，バリスティックストレッチはコントロールされていないストレッチ[12)]であると定義している．バリスティックストレッチは，動的柔軟性の向上やチームモチベーション向上に有効[13)]であることから，初心者が用いると損傷リスクがあるが，運動習慣がある者には，有効な手段であると考える.

3．他動的ストレッチ（passive stretching）

他動的ストレッチとは，主に他者の力やストレッチディバイスを利用して，筋の伸張を獲得するストレッチである．他動的ストレッチの一部であるPNF（proprioceptive neuromuscular facilitation）ストレッチは，安全に局所の筋を伸張することが可能であり，リハビリテーションの分野で多く用いられている．また，可動域の向上には，他のストレッチと比較して効果的であることが報告されている．PNFストレッチは，パートナーが必要であるが，可動域向上のためには選択されるとよい．その方法は，最初に最終可動域まで持っていき，その位置で約10秒間，伸張したい筋を等尺性収縮させる．2～3秒程度筋を弛緩させ，その後

すぐに受動的なストレッチを行う[13)]．しかし，PNFストレッチは，静的ストレッチよりも即時的にパフォーマンスを低下させる報告がある[16)17)]ため注意する.

4．自動的ストレッチ（active stretching）

自動的ストレッチとは，伸張したい筋肉を自身が伸張させることによるストレッチ方法である．自分の力で伸張する筋への力をコントロールできるため，一般にリスクが低い.

ストレッチを用いるタイミング

1．ウォーミングアップ

前述したようにウォーミングアップの際に，静的ストレッチと他動的ストレッチを行うとパフォーマンスが低下するという報告[4)5)]が多くある．動的ストレッチ後にはパフォーマンスが向上する[9)10)]という報告が多くあることから，ウォーミングアップの際には，まず静的ストレッチにより全身の可動性を高め，動的ストレッチを行うとよい．これから行うスポーツ特有の動きを繰り返すことは，神経系，呼吸循環器系においても効果的であり，様々な動きが行える動的ストレッチの利点でもある.

2．クールダウン

静的ストレッチ，他動的（PNF）ストレッチは可動域の向上に優れている．このため，運動後の可動域向上目的の場合，1人で行う際は静的ストレッチ，他者がいる場合には，他動的ストレッチがよい．しかし，静的ストレッチや他動的ストレッチは1部位にかかる時間が長いというデメリットもある．特に冬場の寒い時期には体温低下もあり，適さない．そのような場合は，動的ストレッチと組み合わせ実施するとよい.

ストレッチの実際

ここでは，ハムストリングスに対するストレッチについて，上記のストレッチの種別ごとに説明する.

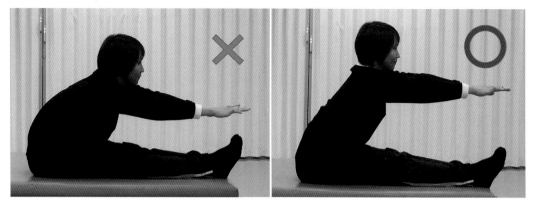

図 1. 長座でのハムストリングスの静的ストレッチ

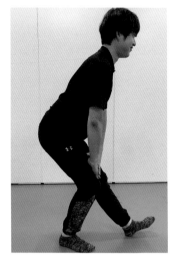

図 2. 立位でのハムストリングス
の静的ストレッチ

1. ハムストリングスの静的ストレッチ

1）長座でのストレッチ（図 1）

骨盤を立てると坐骨結節が後方になるため，ハムストリングスはより伸長する．骨盤が後傾位の場合は，腰背部の筋がストレッチされやすい．

2）立位でのストレッチ（図 2）

立位で一方の膝を曲げ，伸張したい足は足関節を背屈し，骨盤を前傾する．最終域で 10 秒程度保持する．

3）背臥位でのハムストリングスのストレッチ（図 3）

背臥位から伸ばしたい足の股関節を曲げ，両手で胸に引き付ける．次に膝を徐々に伸ばし，筋を伸張し，最終域で 10 秒程度保持する．

2. ハムストリングスの動的ストレッチ

1）長座でのハムストリングスの動的ストレッチ（図 4）

基本的には，静的ストレッチの姿位と同姿位で行う．快適だと感じる範囲で前屈動作を 10 回程度繰り返す

2）立位でのハムストリングスの動的ストレッチ（図 5）

立位で一方の足を台に乗せ，股関節屈曲し，ハムストリングスの伸張性を感じる点で 10 回程度股関節屈曲を繰り返す．

3）立位でのハムストリングスの動的ストレッチ 2（図 6）

両足を肩幅に開いて前屈し，ハムストリングス

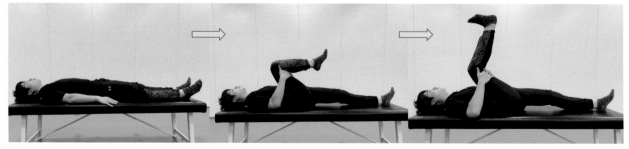

図 3. 背臥位でのハムストリングスの静的ストレッチ

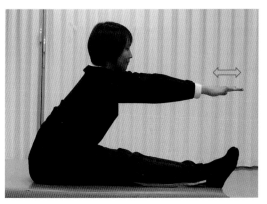

図 4. 長座での動的ストレッチ

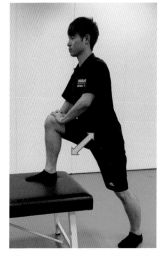

図 5. 立位でのハムストリン
グスの動的ストレッチ

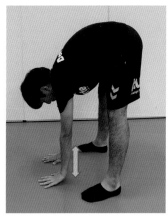

図 6. 立位でのハムストリングス
の動的ストレッチ 2

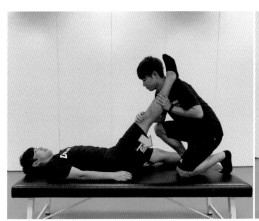
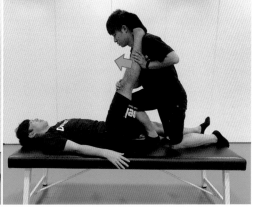

a | b 　図 7. PNF ストレッチを利用したハムストリングスの他動的ストレッチ

の伸張性を感じるところで 10 回程度繰り返す.

3．ハムストリングスの他動的ストレッチ

1）PNF ストレッチ

図 7-a のようにまず，伸張させたいハムストリ
ングスを収縮させる（10 秒間股関節伸展方向に力
を入れる）．その後 2〜3 秒程度力を抜き，リラッ
クスさせ，他動的に抵抗を感じない範囲で股関節
を屈曲する．これを数回繰り返す．

2）ハムストリングスの他動的ストレッチ

（図 8）

他動的ストレッチをする際には，筋の走行を考
慮するとよい．大腿二頭筋をより伸長したい場
合，股関節外旋位にすると股関節の屈曲の運動上
に大腿二頭筋の走行と重なるのでより伸長され
る．半腱様筋，半膜様筋を伸張したい場合には，

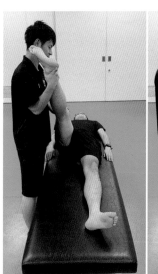
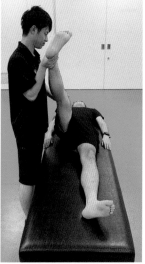

a．大腿二頭筋　　　b．半腱様筋，半膜様筋
図 8. ハムストリングスの他動的ストレッチ

股関節を内旋するとよい.

おわりに

　本稿では,ストレッチの種類,目的,実際に関して紹介した.実際に行う際には,その効果や安全性は,患者やアスリートにより異なるため,実施後に適切な評価を行うことが大切である.

参考文献

1) ACSM：ACSM's Guidelines for Exercise Testing and Prescription, 6th ed. Baltimore, MD. Lippincitt Williams & Wilkins, 2000.

2) Cross KM, Worrell TW：Effects of a static stretching program on the incidence of lower extremity musculotendinous strains. J Athl Train, **34**：11-14, 1999.

3) Hartig DE, Henderson JM：Increasing hamstring flexibility decreases lower extremity overuse injuries in military basic trainees. Am J Sports Med, **27**(2)：173-176, 1999.

4) Behm DG, Chaouachi A：A review of the acute effects of static and dynamic stretching on performance. Eur J Appl Physiol, **111**(11)：2633-2651, 2011.
   Summary 静的ストレッチと動的ストレッチの即時効果について総説.静的ストレッチ直後は,パフォーマンスが低下する可能性が高いと示唆.

5) Chatzopoulos D, Galazoulas C, Patikas D, et al：Acute Effects of Static and Dynamic Stretching on Balance, Agility, Reaction Time and Movement Time. J Sports Sci Med, **13**(2)：403-409, 2014.
   Summary 静的ストレッチと動的ストレッチの即時効果について,バランス,敏捷性,反応時間から検証.

6) Unick J, Kieffer HS, Cheesman W, et al：The acute effects of static and ballistic stretching on vertical jump performance in trained women. J Strength Cond Res, **19**(1)：206-212, 2005.

7) Knudson DV, Noffal GJ, Bahamonde RE, et al：Stretching has no effect on tennis serve performance. J Strength Cond Res, **18**(3)：654-656, 2004.

8) Knudson D, Bennett K, Corn R, et al：Acute effects of stretching are not evident in the kinematics of the vertical jump. J Strength Cond Res, **15**(1)：98-101, 2001.

9) Yamaguchi T, Ishii K：Effects of static stretching for 30 seconds and dynamic stretching on leg extension power. J Strength Cond Res, **19**(3)：677-683, 2005.

10) Fredrick GA, Szymanski DJ：Baseball(part 1)：Dynamic flexiblity. Strength Cond J, **23**(1)：21-30, 2001.

11) Hedrick A：Dynamic Flexbility Training. Strength Cond J, **22**(5)：33-38, 2000.

12) Jaggers JR, Swank AM, Frost KL, et al：The acute effects of dynamic and ballistic stretching on vertical jump height, force, and power. J Strength Cond Res, **22**(6)：1844-1849, 2008.

13) Alter M：Science of Flexibility Third ed. Champaign. Human Kinetics, 2004.

14) Wallin D, Ekblom B, Grahn R, et al：Improvement of muscle flexibility. A comparison between two techniques. Am J SportsMed, **13**(4)：263-268, 1985.

15) Holcomb WR：Improved Stretching with Proprioceptive Neuromuscular Facilitation. J Strength Cond Res, **22**(1)：59-61, 2000.

16) Church JB, Wiggins MS, Moode FM, et al：Effect of warm-up and flexibility treatments on vertical jump performance. J Strength Cond Res, **15**(3)：332-336, 2001.

17) Marek SM, Cramer JT, Fincher AL, et al：Acute Effects of Static and Proprioceptive Neuromuscular Facilitation Stretching on Muscle Strength and Power Output. J Athl Train, **40**(2)：94-103, 2005.

MB ENT, 243：13-18, 2020

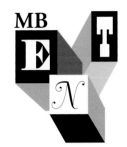

◆特集・耳鼻咽喉科医に必要なスポーツ診療の知識

ドーピングコントロール

藤森里香子*

Abstract アンチ・ドーピングのルールは，世界のどこでも等しく，同じルールが適用される．アンチ・ドーピング・プログラムの目標は，スポーツ固有の価値を保護することである．日本アンチ・ドーピング機構は，世界アンチ・ドーピング機構が公開するアンチ・ドーピング規定に遵守した活動を行っている．WADA禁止表国際基準によって禁止薬物や禁止方法を規定されている．また，禁止薬物を使用する場合はTUE申請が必要である．

　耳鼻咽喉科診療におけるドーピングにかかわる薬物についてのポイントと，ドーピング薬物かどうかのチェックができる便利ツールを紹介する．また，インペアード・パフォーマンスについても説明する．

Key words ドーピング(doping)，日本アンチ・ドーピング機構(Japan Anti-Doping Agency；JADA)，禁止表国際基準(prohibited list)，治療使用特例(therapeutic use exemptions；TUE)，グローバルDRO(global DRO)，インペアード・パフォーマンス(impaired performance)

はじめに

　禁止薬物を意図的に使用するだけがドーピングと思われがちであるが，意図的であるかどうかにかかわらず，ルールに反する様々な競技能力を高める「方法」や，それらの行為を「隠すこと」も含めてドーピングと呼ぶ[1]．禁止薬・禁止方法は，年・時期(大会期間中は否か)・方法(内服か外用かなど)・場所(入院設備があるか否か)などで異なり，複雑である．耳鼻咽喉科医が頻用する薬剤の中にもドーピング違反薬があり，東京オリンピックを控えた今，我々の「うっかり処方」によって選手生命を危うくすることのないように心がけたい．この稿では耳鼻咽喉科医が最低限知っておきたいドーピングの知識やツールについて述べる．

ドーピング基礎知識

　世界中のすべての人々が，公平で公正なスポーツに参加することを保証できるよう，アンチ・ドーピングのルールは，世界のどこでも等しく，同じルールが適用されているのが，世界アンチ・ドーピング機構(World Anti-Doping Agency；WADA)が公開する「世界アンチ・ドーピング規程」(World Anti-Doping Code；WADC)である．

　WADAは国際オリンピック委員会と各国政府の協力によって1999年設立され，日本では公益財団法人日本アンチ・ドーピング機構(Japan Anti-Doping Agency；JADA)が2001年に設立された．JADAにより，「スポーツが公平に行われるための基盤を整備し，スポーツのさらなる発展と普及を支え，感動と誇りと活力にあふれたより良い社会の実現を目指す」という企業理念のもと，事業と活動を展開している．また，WADCにおけるコンプライアンスを遵守し，国内アンチ・ドーピング機関としての役割と責務を果たす活動を行っている．アンチ・ドーピング・プログラムの目標は，スポーツ固有の価値を保護することである．

　6つの国際基準がWADCの下に定められ，その

* Fujimori Rikako，〒153-0063 東京都目黒区目黒2-9-5 ブラッサム目黒3F　目黒耳鼻咽喉科医院，院長

表 1. 禁止表国際基準の主な項目

常に禁止される物質と方法（競技会（時）および競技会外）	
禁止物質	禁止方法
S0. 無承認物質 S1. 蛋白同化薬 S2. ペプチドホルモン，成長因子，関連物質および模倣物質 S3. ベータ2作用薬 S4. ホルモン調節薬および代謝調節薬 S5. 利尿薬および隠蔽薬	M1. 血液および血液成分の操作 M2. 化学的および物理的操作 M3. 遺伝子および細胞ドーピング
競技会（時）に禁止される物質と方法 前文 S0〜S5，M1〜M3 に加えて，以下のカテゴリーは競技会（時）において禁止される．	
S6. 興奮薬 S7. 麻薬 S8. カンナビノイド S9. 糖質コルチコイド	
特定競技において禁止される物質	
P1. ベータ遮断薬	

うち「禁止表国際基準」と「治療使用特例に関する国際基準」が診療に携わる場合にかかわる基準である．

1．禁止表国際基準（prohibited list）（表 1）

禁止薬物は「禁止表国際基準」に掲載されている薬物であり，「常に禁止される物質と方法（競技会（時）および競技会外）」，「競技会（時）に禁止される物質と方法」，「特定競技において禁止される物質」，「監視プログラム（禁止薬物ではない）」が記載されている．禁止表国際基準は少なくとも1年に1回更新されることになっており，前年9月末に公開されて，翌年1月1日から発効する．

禁止表に掲載が検討される禁止物質の要件は，① 競技能力を強化し得る，② 健康にとって有害になり得る，③ スポーツ精神に反する，この3つの要件のうち2つを満たすもの，または隠蔽薬である，ということが掲載対象かどうか検討される．

2．治療使用特例に関する国際基準（International Standard for Therapeutic Use Exemptions；ISTUE）

アスリートが病気やケガの適切な治療を目的として禁止物質や禁止方法を使用する場合には特例として使用が認められるルールのことを TUE という．TUE の承認条件は「治療をするうえで，使用しないと健康に重大な影響を及ぼすことが予想される」「他に変えられる合法的な治療法がない」

「使用しても，健康を取り戻す以上に競技力を向上させる効果を生まない」「ドーピングの副作用に対する治療ではない」とされている．禁止薬物・禁止方法を治療目的で使用したい競技者が申請して認められれば，その禁止物質・禁止方法の使用ができる手続きであり，TUE が認められなかった場合にその禁止物質・禁止方法の使用を続けることはアンチ・ドーピング規則違反となる[2]．原則として TUE が必要な大会の30日前までに申請する必要がある．

耳鼻咽喉科診療で使用する薬物・方法

耳鼻咽喉科診療で注意すべき薬剤を下記にまとめた（表 2）．なお，競技会中のみ禁止される薬剤の場合，競技会直前使用は控えたほうが望ましい．項目の後ろカッコ内は WADA 禁止表国際基準の分類である．

1．糖質コルチコイド（S9. 糖質コルチコイド）

糖質コルチコイドの経口使用・静脈内使用・筋肉内使用・経直腸使用は，競技会中禁止される．しかし，点鼻，点眼，口腔内，皮膚外用薬は常時使用可能である．したがって，アレルギー性鼻炎で使用するステロイド点鼻薬（ナゾネックス®，エリザス®，アラミスト® など），デキサルチン口腔用軟膏®，リンデロン VG 軟膏®，リンデロン点眼・点鼻・点耳液® は使用可能である．また，フ

表 2. 耳鼻咽喉科診療で用いる主なドーピング禁止薬

	主な薬剤名	一般名または禁止薬剤名	備考
常時禁止	レルベア®	ビランテロール	
	ホクナリン®	ツロブテロール	テープ剤も含めすべて禁止
	メプチン®	プロテカロール	吸入剤含めすべて禁止
	イソバイド®	イソソルビド	
	ダイアモックス®	アセタゾラミド	
	マンニットT®	マンニトール	
	フィブラストスプレー®	線維芽細胞成長因子類 FGFs	
競技会時禁止	リンデロン®, プレドニン® など	ベタメタゾン, プレドニソロンなど	点鼻・点耳・口腔内・皮膚外用薬は可
	セレスタミン®	ベタメタゾン	
	ディレグラ®	プソイドエフェドリン	
	フスコデ配合錠®	メチルエフェドリン	
	メチエフ®	メチルエフェドリン	
	エピペン®	アドレナリン	

表 3. 主なベータ 2 作用薬の使用可否

主な薬剤名	一般名	使用の可否
ベロテック®	フェノテロール	禁止
シムビコート® フルティフォーム® オーキシスタビュヘイラー®	ホルモテロール	吸入薬㊊：24 時間で最大投与量 54 μg
メプチン®	プロテカロール	禁止(内服, 吸入薬すべて)
サルタノールインヘラー® ベネトリン®	サルブタモール	吸入薬㊊：24 時間で最大 1600 μg. いかなる用量から開始しても 12 時間で 800 μg を超えないこと
セレベント® アドエア®	サルメテロール	吸入薬㊊：24 時間で最大 200 μg
ホクナリン®	ツロブテロール	禁止(テープ剤も禁止)
レルベア®	ビランテロール	禁止

ルタイド® などの吸入薬も常時使用可能である.

2. エフェドリン(S6. 興奮薬　b：特定物質である興奮薬)

エフェドリンは興奮薬に該当し競技会中禁止である. プソイドエフェドリンを含有するディレグラ®, メチルエフェドリン含有のフスコデ配合錠®やメチエフ® は競技会中禁止である. 後述するが, 一部の漢方薬にも含有されている.

3. 血管収縮薬：エピネフリン, ナファゾリンなど(S6. 興奮薬　b：特定物質である興奮薬)

血管収縮薬は興奮薬に該当し, 競技会中使用は禁止であるが, 鼻処置や鼻閉緩和, 鼻出血止血などのために用いるボスミン®, プリビナ® などの経鼻は常時使用可能である. しかし, 過剰に摂取した場合, アンチ・ドーピング規定違反が疑われる可能性がある[3].

なお, エピネフリン製剤のエピペン® は筋肉内のため禁止薬物・禁止方法に該当するため, 競技会中に使用が必要となった場合は後述する遡及的 TUE 申請が必要となる.

4. 気管支拡張薬(S3. ベータ 2 作用薬)

気管支拡張薬はベータ 2 作用薬に該当し常時禁止物質である. 基本的には禁止薬物ではあるが, 一部のベータ 2 作用薬は吸入量および尿中排泄量が基準以下であれば使用可能であり, 通常の使用方法であれば問題がない薬剤もある(表 3). アドエア® やフルティフォーム® は通常使用では常時

使用可能であるが，レルベア®や外用薬のホクナリンテープは禁止される．後述するが，一部の漢方薬にも含有されている．

なお，基準値以下であっても利尿薬など隠蔽作用のある薬剤と併用する場合は，ともに TUE 申請が必要である．

5．利尿作用薬（S5．利尿薬および隠蔽薬）

利尿剤はドーピング薬剤を隠蔽できる薬剤であることから常時禁止されている．したがって，マンニトールなどの点滴は禁止である．ただし，マンニトールを含む医薬品を点滴する場合，マンニトールの投与量が 0.5 g/kg（アスリート体重）以上となる場合に禁止となるため，解熱鎮痛剤アセトアミノフェン静注液であるアセリオ静注液®は D-マンニトールを含有しているが適正使用では禁止されない．耳鼻咽喉科で使用するイソソルビド（イソバイド®），ダイアモックス®も常時禁止薬となっているが，グリセオールは利尿作用が少ないとのことで，近年，禁止薬物から除外された．

6．塩基性線維芽細胞増殖因子（bFGF）製剤（S2．ペプチドホルモン，成長因子，関連物質および模倣物質　3．成長因子および成長因子調節物質）

線維芽細胞成長因子類（FGFs）は，常時禁止されている．創傷治癒促進剤である bFGF 製剤（フィブラストスプレー®）は，鼓膜穿孔閉鎖術でコラーゲンシートもしくはゼラチンスポンジを挿入した際に添加剤として使用する[4]．これもアンチ・ドーピング規定違反となる．

7．漢方薬

漢方薬は安全なイメージであるがアンチ・ドーピング規程からすると危険であり，基本的にアスリートには処方しない．丁子，附子，細辛，南天実，呉茱萸にはベータ2作用薬であるヒゲナミン，麻黄，半夏にはエフェドリンが含有している．したがって，葛根湯，小青竜湯もドーピング薬剤である．また，漢方薬の名前は薬剤名ではなく方剤名のため TUE 申請ができない．さらに，市販されているのど飴には生薬が入っていることがある

ので トローチ代わりに勧めてはいけない．南天のど飴®は南天実（ヒゲナミン）を含有し常時禁止，浅田飴®は麻黄（エフェドリン）を含有するため競技会時禁止となる．

8．静脈内注入および/または静脈注射（M2．科学的および物理的操作　2.）

「静脈内注入および/または静脈注射で，12 時間あたり計 100 ml を超える場合は禁止される．ただし，入院設備を有する医療機関での治療およびその受診過程，外科手術，または臨床検査のそれぞれの過程において正当に受ける場合は除く．」としている．

入院設備のない医療機関では，禁止物質を含まなくても 12 時間あたり 100 ml を超えて投与する場合は禁止となるため，点滴が必要な場合は入院設備を有する医療機関に紹介することが望ましい．

便利ツールの紹介

アンチ・ドーピングの基本は，JADA のホームページや，そこから検索することができる禁止表国際基準などに記載されているので，検索し閲覧することが可能である．しかし，アスリート診療の際に禁止表をもとに自分で調べるのは現実的ではない．診療の際に役立つツールと，TUE 申請が必要な場合の書類作成に役立つツールを下記に紹介する．

1．Global DRO JAPAN

Global DRO のホームページは，https://www.globaldro.com/JP/search である．

検索画面でユーザータイプ，競技種目，購入国を選び，検索したい薬品名を入力し，候補薬が出てきて選択すると，投与経路，競技会，競技会外での禁止薬物かどうかが表示される．ただし，漢方薬，合剤，サプリメントなどは検索できない．

2．アンチ・ドーピング使用可能薬リスト

日本スポーツ協会のホームページから，トップページ→「スポーツ医・科学研究」→「アンチ・ドーピング」と検索をすると，アンチ・ドーピング使用可能薬リストのリーフレットがダウンロー

ドできる．2ページ分をA4用紙に両面印刷すると三つ折りにして携帯できる．常時使用薬のみが記載されており，TUE申請の必要なものや使用制限のあるものはない．注意すべき点は何年版であるかの確認であり，最新のものを必ず使用する．

http://www.japan-sports.or.jp/medicine/doping/tabid/537/Defaut.aspx から入手できる．

3．薬剤師のためのアンチ・ドーピングガイドブック

公益社団法人日本薬剤師会ホームページから，「日本薬剤師会の活動」→「アンチ・ドーピング活動」→「薬剤師のためのアンチ・ドーピングガイドブック20xx年版について」を検索し，そこから，PDFファイルをダウンロードできる．

https://www.nichiyaku.or.jp/activities/anti-doping/about.html

禁止表国際基準に基づき薬剤師向けに書かれていて，100ページ近くあるので多忙な診療中にチェックするのは難しいが，市販薬から処方薬，TUE申請についてなど，解釈が難しいところもわかりやすく書かれている．

4．医師のためのTUE申請ガイドブック

禁止表に掲載されている物質・方法を治療目的で使用せざるを得ない場合，所定の手続きによってTUEを申請し，認められれば例外的に使用ができる．

TUE申請に必要な書類や書き方はJADAホームページから「医療関係の方へ」→「ダウンロード」→「治療使用特例（TUE）に関する書式」を検索すると入手可能である．

https://www.realchampion.jp/download/6 から「医師のためのTUE申請ガイドブック」をはじめ提出書類や記載例のPDFファイルがダウンロードできる．

基本的には使用30日前までに提出するが，突発性難聴など急を要する場合には「遡及的TUE申請」を行う．「遡及的TUE」は，まずFAXで申請し，後から必ず原本を郵送で競技者が提出する．

5．スポーツファーマシスト検索

公認スポーツファーマシスト認定は，基礎講習会と実務講習の2種類の講習を受講後，知識到達度確認試験を行い，合格した受講者に対し，JADAが認定証を発行している．

スポーツファーマシストを探すには，JADAホームページから「事業と活動」→「スポーツファーマシスト」→「スポーツファーマシストを探す」を検索すると，スポーツファーマシスト会員検索画面が出てくる．勤務先や近隣の薬局にスポーツファーマシストがいる場合は，できるだけ連携をとってアスリートのサポートをすることが望ましい．

インペアード・パフォーマンス
(impaired performance)について

インペアード・パフォーマンスとは，抗ヒスタミン薬（ヒスタミン H_1 受容体拮抗薬）の副作用として，集中力や判断力，作業能率が低下することである．抗ヒスタミン薬の最も問題になる副作用の眠気を本人が自覚していない状態でも，このようなパフォーマンスの低下が起こることが明らかになっており，本人ですら「気づきにくい能力ダウン」と呼ばれる[5]．

実際にインペアード・パフォーマンスを考える際に参考になる，眠気の発現頻度と添付文書の記載をまとめたものがある（表4）．これによると，ロラタジン，フェキソフェナジン，デスロラタジン，ビラスチンの4種は，危険な作業や自動車運転に関する記載のない薬剤で，インペアード・パフォーマンスの心配もかなり少ない．

第2世代抗ヒスタミン薬には，薬物相互作用，薬物動態に及ぼす食事の影響などにも違いが認められ，1日の服用回数や服用時間も異なっている．症状を抑えるには，きちんと服用することが第一であるが，眠気には個人差があり，服用後のパフォーマンス変化の有無，眠気，倦怠感，判断力や集中力の変化の把握をし，症状軽減とパフォーマンス維持とのバランスを考え，アスリートに

表 4. 第 2 世代抗ヒスタミン薬の眠気の発現頻度と注意点

一般名(主な商品名)	傾眠, 眠気(%)	添付文書の運転などに関する記載	
ケトチフェン(ザジテン)	3.29	従事させない	×
メキタジン(ゼスラン)	1.73	従事させない	×
アゼラスチン(アゼプチン)	0.81	従事させない	×
オキサトミド(セルテクト)	3.5	従事させない	×
エメダスチン(レミカット)	5.35	従事させない	×
エメダスチン(アレサガテープ)	4.9	従事させない	×
エピナスチン(アレジオン)	0.59	注意	△
エバスチン(エバステル)	0.97	注意	△
セチリジン(ジルテック)	2.59	従事させない	×
レボセチリジン(ザイザル)	5.2	従事させない	×
ベポタスチン(タリオン)	1.3	注意	△
オロパタジン(アレロック)	5.94	従事させない	×
ロラタジン(クラリチン)	0.75	記載なし	○
フェキソフェナジン(アレグラ)	2.32	記載なし	○
デスロラタジン(デザレックス)	1.0	記載なし	○
ビラスチン(ビラノア)	0.6	記載なし	○
ルパタジン(ルパフィン)	9.3	従事させない	×

注意:自動車の運転など, 危険を伴う機械の操作に従事する際には注意する
従事させない:自動車の運転など危険を伴う機械の操作に従事させないよう注意する

(文献 5 より一部改変)

とってベストな処方を選択したい[6].

おわりに

「禁止物質が体内に入らないようにすることは, 各競技者が自ら取り組まなければならない責務である. 事故の検体に禁止物質またはその代謝物もしくはマーカーが存在した場合には, 競技者はその責任を負う.」とされており[7], 我々のうっかりミスで投与してしまった場合でもアスリート本人の責任となる. 2019 年, 病院処方の胃炎・胃潰瘍治療剤のジェネリック薬品に禁止物質が混入するという事案が報告され, アスリートの故意や過失ではないが, 当該アスリートの競技成績が抹消されるという処分が下された. 我々医療従事者がドーピング違反やインペアード・パフォーマンスを考慮した診療を行うことで, アスリートがベストパフォーマンスを行うことができれば, また, そのために本稿が一助となれば幸いである.

参考文献

1) 公益財団法人日本アンチ・ドーピング機構 JADA ホームページ https://www.playtrueja pan.org
2) 「医師のための TUE 申請ガイドブック 2020」公益財団法人日本アンチ・ドーピング機構 2020・3.
3) 日本薬剤師会日本スポーツ協会(作成), 茨城健薬剤師会(協力):薬剤師のためのアンチ・ドーピングガイドブック 2019 年版.
4) 湯浅 有:鼓膜穿孔閉鎖術と鼓膜形成術. 耳喉頭頸, **90**:316-320, 2018.
5) 松原 篤:インペアード・パフォーマンスからみた使用法—絶対安全な薬はあるか. 市村恵一ほか(編):173-174, ENT 臨床フロンティア 10. 耳鼻咽喉科最新薬物療法マニュアル—選び方・使い方. 中山書店, 2014
   Summary インペアード・パフォーマンスの観点からは鎮静性を考慮し中枢移行の少ない薬剤の処方が望ましい.
6) 木津純子:抗アレルギー薬. 調剤と情報, **25**:826-829, 2019.
   Summary QOL をなるべく低下させない抗アレルギー薬を選択し副作用を患者自身が把握し, 事故を未然に防ぐことが重要である.
7) 公益財団法人日本アンチ・ドーピング機構:WORLD ANTI-DOPING CODE 世界アンチ・ドーピング規程 2015 年版.

MB ENT, 243 : 19–24, 2020

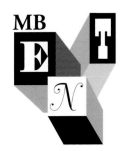

◆特集・耳鼻咽喉科医に必要なスポーツ診療の知識

障がい者スポーツ

志賀英明*

Abstract 1948 年のロンドンオリンピックの開会式当日に, ロンドン郊外のストーク・マンデビル病院内で車いす患者によるアーチェリー大会が開催されたのが, 障がい者スポーツの原点とされる. 我が国においては, 1964 年の東京オリンピック終了直後に, 東京で国際身体障がい者スポーツ大会が開催された. これが第 2 回パラリンピックと位置づけられている. 本稿ではパラリンピックを始め国内外の主な競技大会の概要について説明した. また, 聴覚障害, 視覚障害, 脊髄障害, 知的障害および精神障害について, 個々の特性とスポーツ競技における医学的管理のポイントを概説した. 特に, 耳鼻咽喉科領域以外の障がいを抱えたパラアスリートを, 耳鼻咽喉科医が診察する場合に必要な予備知識について示した. 2020 年東京オリンピック・パラリンピクを契機としてスポーツドクターへのニーズは大きいと思われる.

Key words パラリンピック(paralympic games), デフリンピック(deaflympics), スペシャルオリンピックス(special olympics), パラスポーツ(para-sports), パラアスリート(para-athlete)

はじめに

我が国では, 障がい者のスポーツ活動がまだ十分普及しているとはいえない. 2013 年度に政府が行った調査報告書の内容では, 過去 1 年間に週 1 回以上スポーツまたはレクリエーションを行った割合が, 一般成人では 4 割以上であったのに対し, 障がい者では 2 割に達していなかった. さらに 2014 年度の日本財団パラリンピック研究会の報告書では, パラリンピック以外の障がい者スポーツの直接観戦経験の割合が, 欧米諸国では 10〜20% 弱であったのに対し, 我が国では 5% 未満にとどまっていた. 一方で, 隣国の韓国は 12% に達していた. 依然として我が国におけるパラスポーツを取り巻く環境は厳しいといえる. 2020 年東京オリンピック・パラリンピック(東京オリ・パラ大会)開催を受けて, パラスポーツの関心を高めるには絶好の機会を迎えている. テレビ番組や新聞・雑誌などにパラスポーツアスリートが取り上げられる機会も以前より増加している. そして, 東京オリ・パラ大会終了後に, 新たにスポーツ活動を始めてみたいと考える基礎疾患をかかえた高齢者や障がい者の方が増えてくるのではないかと予想される. 若年健常者のスポーツ活動よりも, パラスポーツにおいてのほうがむしろ医学的見地からのサポートが重要な場面が多い. 本稿においては, スポーツ活動に取り組む障がい者への対応に有用な情報に加えて, できればパラスポーツの現場へスポーツドクターとして直接足を運んでみたいと興味を持っていただけるような内容も展開したいと考える.

障がい者スポーツの成り立ち

1948 年のロンドンオリンピックの開会式当日に, ロンドン郊外のストーク・マンデビル病院内で英国退役軍人を中心とした車いす患者によるアーチェリー大会が開催されたのが, 障がい者スポーツの原点とされる[1]. その後, 毎年同院でス

* Shiga Hideaki, 〒920-0293 石川県河北郡内灘町大学 1-1　金沢医科大学医学部耳鼻咽喉科学, 准教授

ポーツ大会が開催され1952年にはオランダチームの参加を得て国際ストーク・マンデビル大会へと発展した．イングランドはサッカーやラグビーなど近代スポーツ発祥の地であるが，障がい者スポーツの淵源もまたイングランドである点が興味深い．1960年のローマオリンピックからはオリンピック開催国で同国際大会が開催されるようになり，これが第1回パラリンピックと位置づけられている．我が国においては，1964年の東京オリンピック終了直後に，東京で国際身体障がい者スポーツ大会が開催された．これが第2回パラリンピックと位置づけられている．「パラリンピック」という愛称は，もともと車いす患者の参加が主だったため，対まひ者(paraplegia)のオリンピックとの発想から東京大会の際に名付けられた経緯がある(日本パラリンピック委員会ホームページ)．現在では広く対まひ者以外の身体障がい者も競技に参加しているので，オリンピックに並行して(para)行われる国際大会との解釈でパラリンピックと呼称されている．

　以上より，かなり早い時期から我が国でもパラスポーツの萌芽が見て取れる．1965年に日本身体障害者スポーツ協会(現日本障がい者スポーツ協会)が設立され，同年より毎年国民体育大会終了後に同開催地で，全国障がい者スポーツ大会が開催されるようになり現在にまで至っている．

国内外の主な競技大会の概要

1．パラリンピック

　最近の日本選手の活躍をテレビなどで観戦経験のある方も少なくないと思われるが，具体的な競技内容についてはあまり知られていないのではないだろうか．視覚障がいを含む身体障がい者と知的障がい者(一部競技)が参加する．競技ごとに障害の種類や程度に応じてクラス分けをしており，各クラスで順位が付けられる．障害程度のクラス分けは肢体不自由や四肢麻痺など主に整形外科的な内容が大半で，それに視力障害の重症度によるクラス分けが加わっている．

夏季が22競技(陸上競技，水泳，車いすテニス，ボッチャ，卓球，柔道，セーリング，パワーリフティング，射撃，自転車，アーチェリー，馬術，ゴールボール，車いすフェンシング，車いすバスケットボール，ブラインドサッカー，脳性まひ者7人制サッカー，ウィルチェアーラグビー，シッティングバレーボール，ボートおよび2020年東京パラリンピックから加わるテコンドーとバドミントン)で，冬季では5競技(アルペンスキー，クロスカントリー，バイアスロン，アイススレッジホッケーおよび車いすカーリング)が行われている．2000年のシドニーパラリンピック期間中に，オリンピック開催国はオリンピック終了後，引き続いてパラリンピックを開催しなければならないとの正式な合意が，国際オリンピック委員会と国際パラリンピック委員会との間でなされた．現在も世界最高峰の障がい者スポーツ大会と位置づけられている．聴覚障がいのみでは出場できないため，難聴競技者には後述のデフリンピックが開催されている．

2．デフリンピック

　"ろう者のオリンピック"とも表現される権威ある大会で，1924年にフランスで夏季大会が，1949年にオーストリアで冬季大会が初開催されて以来，現在まで4年に一度開催される．裸耳で平均聴力が55 dBを越えており，かつ各国のろう者スポーツ協会に加盟していることが参加資格となっている．聴力レベルによるクラス分けは行われていない．現在104か国が加盟する国際ろう者スポーツ委員会が運営しており，パラリンピックとは別組織が主体となっている．安全面を考慮し競技中の補聴器装用は禁止されている．参加者は審判を含め主に国際手話で交流している．デフリンピックのロゴマークは「good(良い)」を意味する手の形が4つ繋がっていて，世界中のろう者の強い繋がりを表現している．また，手の形が取り囲む中央の空間は「目」を表していて，難聴者が視覚に強く依存して生活していることを示している．夏季が19競技(陸上競技，水泳，テニス，バ

ドミントン，卓球，柔道，空手，テコンドー，オリエンテーリング，射撃，自転車，バスケットボール，サッカー，ボウリング，バレーボール，ビーチバレーボール，レスリングフリースタイル，グレコローマンレスリングおよびマウンテンバイク)で，冬季には5競技(アルペンスキー，クロスカントリー，スノーボード，アイスホッケーおよびカーリング)が行われている．実際の競技では，スタートの合図はランプの点滅で行われているが，それ以外は基本的にオリンピックと同等のルールで施行される．オリンピックでメダルを獲得するほど競技能力の高い選手も参加している．

3．スペシャルオリンピックス

1968年に米国の故ケネディ大統領の妹"ユニス・シュライバー"が中心となり，知的障害のある人たちにスポーツを通じ社会参加を応援する「第1回スペシャルオリンピックス国際大会」が米国で開催された．その後4年に1回夏季・冬季の世界大会が開催され1995年より日本からも選手団が派遣されている．夏季は11競技(陸上競技，水泳，バドミントン，バスケットボール，体操競技，卓球，バレーボール，サッカー7人制，テニス，ボウリングおよびゴルフ)，冬季は8競技(アルペンスキー，スノーボード，クロスカントリー，スノーシューイング，フィギアスケート，ショートトラックスピードスケート，フロアホッケーおよびフロアボール)が行われている．出場した選手全員に表彰台でメダルやリボンがかけられる．

4．全国障がい者スポーツ大会

毎年10月に国民体育大会(国体)開催地の都道府県で開催される．身体障がい者手帳を有する身体障がい者(視覚障害，聴覚・平衡機能障害，音声・言語・そしゃく機能障害および膀胱・直腸機能障害を含む)，療育手帳を有するかそれに準ずる知的障がい者および精神障害者保健福祉手帳を有するかそれに準ずる精神障がい者で，開催年の4月1日現在で13歳以上が参加可能である．国体同様に，各県で予選会が開催されるが，必ずしも成績上位のものから選抜されるわけではなく，参

加機会ができるだけ多くの選手に与えられるよう配慮して，各都道府県と政令指定都市の代表選手団が構成されている．13競技(陸上競技，水泳，アーチェリー，卓球(サウンドテーブルテニス含む)，フライングディスク，ボウリング，バスケットボール，車いすバスケットボール，ソフトボール，グランドソフトボール，フットベースボール，バレーボールおよびサッカー)が行われている．パラリンピックの正式種目であるウィルチェアーラグビー，シッティングバレーやゴールボールなどは国内の普及活動が十分でないためか，本大会の種目には採用されていない．今後こうした国際競技種目の国内での取り組み強化が課題と思われる．

障がい者スポーツの行政

2015年10月1日に文部科学省の外局としてスポーツ庁が設置されたのを契機に，スポーツ健康推進課において障害者スポーツ振興室が設置された．一方で，実際の障がい者スポーツ行政の一翼を担っているのは，公益財団法人日本障がい者スポーツ協会と，全国23ヶ所に設置されている障がい者スポーツセンターならびに各都道府県・市の障がい者スポーツ協会である．障がい者スポーツセンターには屋内プール，体育館，陸上競技場，アーチェリー場，テニスコート，ボウリング場，トレーニング室，卓球場ならびに会議室や宿泊施設まで設置されている施設もある．原則館内バリアフリーであり，トイレや更衣室など十分なスペースが確保されている．また，主要な施設では障がい者や高齢者が摂取しやすい食事内容にも配慮したメニューを提供するレストランも併設されている．障がい者スポーツ協会ではスポーツ大会の開催の他，障がい者スポーツ指導者の養成も行っており，障がい者スポーツ医の養成講習会も，毎年2月に所沢市の国立障害者リハビリテーションセンターにおいて，全部で3日間の日程で日本障がい者スポーツ協会が主催して行われている．スポーツ医の他に障がい者スポーツ指導員

（初級，中級，上級），障がい者スポーツコーチ（国際大会の選手団の監督・コーチレベル），障がい者スポーツトレーナーなどの指導者資格がある．

聴覚障がい者とスポーツ

基本的には健常者と同じようにスポーツ活動が可能であるが，コミュニケーションの手段は主に視覚からとなる．したがって，定期的に眼科で視力検査を受けるよう指導することが望ましい．また，補聴器装用者や人工内耳装用者では汗や雨天で濡れると装置に不具合をきたすことがあるが，近年は補聴器や人工内耳の外装装置を装用した状態で水泳が可能な機種も販売されている．格闘技やサッカーなどでは強い衝撃に注意が必要であり，選手には可能ならヘッドギア装着を指導する必要がある．さらに平衡機能障害を伴っているケースでは，体操競技やスクーバダイビングなどは必ず指導者のもと競技を行うよう指導する．大抵の耳鼻咽喉科医にとっては難聴者とのコミュニケーションは経験があるが，スポーツ活動についての質問を患者より受けた場合に，上記の内容に沿って指導していただきたい．

視覚障がい者とスポーツ

我が国で視覚障がい者数は約30万人と推定され，70歳以上が約半数を占めている．緑内障，糖尿病性網膜症や網膜色素変性症など後天的に視力を失った者が少なくない．自由な移動が困難であり，白杖や盲導犬を利用する．また，声に出さないと伝わらないため，話をしている際に中座する場合は，一声かけてからが望ましい．障害物や段差などは転倒の危険があるため，建物の入り口や階段などでは，付き添いのスタッフが特に注意して見守る必要がある．弱視の場合，強い光は非常に刺激が強いため，体育館内の照明は薄暗いほうが望ましい．大会では視覚障がいの選手にはガイドが付き添うのが一般的で，手引きして案内する際には，ガイドの右肘を選手の左手で持ってもらう．練習会場では弱視の選手が自発的に全盲の選

手をガイドしている様子が多くみられる．クラブ内での選手間の連帯感は大変強いと感じる．夏季には周囲に遠慮してトイレを我慢するあまり水分補給がおろそかになるため，脱水症状をきたす選手が少なくない．積極的に水分補給を促し，トイレに行きたくないか聞くことが重要である．また，高齢者では糖分を嫌ってミネラルウォーターやお茶を好む選手が多いが，運動の際には電解質とある程度糖分を含んだスポーツ飲料の摂取が望ましく，選手にはスポーツ飲料や塩飴などの摂取を指導する．

陸上競技，水泳，柔道やスキーなど健常者と同じ種目の他に，ゴールボール，サウンドテーブルテニス[2]（図1）やグランドソフトボール[3]（図2）といった視覚障がい者に限定した種目も行われている．視覚障がい者のスポーツ参加禁止基準[4]には，外眼部手術後3ヶ月以内，内眼部手術後6ヶ月以内，増殖性糖尿病性網膜症の活動期，ウイルス性結膜炎の加療中および活動性ぶどう膜炎の加療中などが挙げられる．さらに手術既往眼や先天性緑内障では強い衝撃は避けるべきであり，緑内障手術既往眼では衛生面の配慮が必要である．詳細は眼科専門医に対診すべきであるが，時間外や連休期間中の対応では上記について心得ておくと助かる場面もあると思われる．

脊髄損傷者の異物誤飲例

以前，車いすバスケットボールの試合中に，選手が突然全身けいれんを起こし意識不明となった事例の報告がある．ガムを噛みながらプレイしていたことが判明し，119番通報とともに異物除去が試合会場でなされ，救急隊が到着した際には意識も回復していた．選手は頸髄損傷者で，肺活量が少なく異物の喀出が困難であった．脊髄損傷者のスポーツ選手が突然意識障害をきたした場合，気道異物を念頭におく必要があると思われる．また，脊髄損傷者は体温調節が難しいため，水泳競技中ですら脱水症の危険が高い．適宜水分補給を促すとともに，体育館などでは温度を適温に保つ

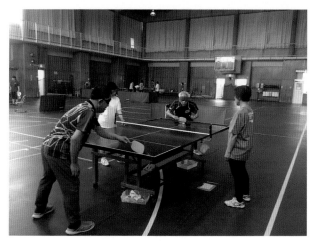

図 1. サウンドテーブルテニス

アイマスクをしながら，フレームのついた卓球台上を，金属球が4つ入ったボールを転がして打ち合う．打球音が明瞭でない場合，反則となり相手の得点となる

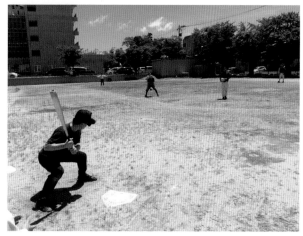

図 2. グランドソフトボール

アイシェードを着用した全盲選手が4人，弱視選手が6人の計10人で1チームが構成される．全盲選手が必ず投手を務める．弱視選手が務める捕手の手ばたきを合図に，ハンドボール用のボールを捕手に向けて転がす．打者は転がってきたボールをバットで打つ．全盲野手は補球さえすればアウトとすることができる

表 1. 知的障害別の特徴

型別	長所	短所
単純型	素直で純粋，深い信頼関係を構築可能	論理的・抽象的思考や言語理解力に劣る
自閉症	水泳，長距離走など一定の動作で運動を続けることが得意	パターン化するまで時間がかかる 対人，集団競技は苦手
注意欠如・多動性障害（AD/HD）	行動力があり，切り替えが早い 好きなことに没頭できる	落ち着きがなく短気 順番を待てない
ダウン症	ムードメーカー的存在	粘着気質 筋力や敏捷力向上は難しい

などの注意が必要である．

知的障がい者・精神障がい者とスポーツ

知能指数（IQ）が70以下の場合を，知的障がい者とされており，我が国での知的障がい者はおよそ300万人とされている．知的障害の主な種別として単純型，自閉症，注意欠如・多動性障害（AD/HD）およびダウン症などが挙げられる[5]．それぞれの特徴を提示した（表1）．参加可能な主な競技としては，陸上競技，水泳，バスケットボール，サッカー，卓球，クリケット，柔道，自転車，ボート，アルペンスキーおよびノルディックスキーなどがある．国内大会では上記に加え，ボウリング，フライングディスク，フットベースボール，ソフトボールおよびバレーボールなどが行われてい

る．競技会では，可能な限り同程度の競技能力のアスリートが競技できるように，性別，年齢および競技能力などによってグループ分けを行う．

初めての精神障がい者の公式スポーツ大会として，我が国では2001年に仙台市において第1回全国精神障がい者バレーボール大会が開催された．以後も毎年継続して開催され，2008年に大分県で開催された第8回全国障がい者スポーツ大会から同時に開催されるようになった[6]．競技種目はソフト球を使用した男女混合の6人制バレーボールやフットサルなどが行われている．精神障がい者のスポーツ参加の留意点として，統合失調症で幻覚妄想などが活発な時期や，うつ病の増悪期などは参加を見合わせる．また，コンタクトスポーツへの参加は慎重に考慮すべきである．

知的障がい者では，障害特性をむしろ長所に生かした結果，世界レベルにまで競技能力を向上させるパラアスリートも少なくない．また，健常者のアスリートでも，精神障害を抱えたまま伸び悩んでいる選手もいるときく．スポーツドクターは少しでも自分の専門分野を越えて見識を深めることで，スポーツ現場のみならず，医療機関に受診された選手たちをより適切にサポートできると考えられる．

おわり

以上，障がい者スポーツの概要について，基本的な内容を中心に解説した．個人的な経験からは，特に，視覚障がいプレイヤーについて聴覚・平衡機能と競技能力との関連が示唆され，耳鼻咽喉科医が積極的にかかわっていくべき分野と思われる．本稿の内容は障がい者スポーツ指導教本から多くを引用している．個々の競技の詳細も含め良く書かれており，入手希望の場合は日本障がい者スポーツ協会までお問合せ願いたい．個人的な経験であるが，遠方の競技会に帯同し，視覚障害の選手たちとともに宿泊して普段から親しく接していると，試合会場で選手が不安に感じている様子も察することができるし，手短な助言が良いプレイに繋がることもある．パラリンピックを代表とする大きな競技会だけではなく，救護体制の整っていない地域のスポーツ活動においてこそ，スポーツドクターへのニーズは大きいと感じている．本稿を読んでいただいた耳鼻咽喉科医の皆様に，少しでもパラスポーツに関心を持っていただけたら幸いである．

参考文献

1) （公財）日本障がい者スポーツ協会（編）：パラリンピックのあゆみ：33-40，障がい者スポーツの歴史と現状．（公財）日本障がい者スポーツ協会，2019.
   Summary 障がい者スポーツの発祥と国内外における発展の経過について解説されている．
2) 白石三重子：卓球・STT．全国障害者スポーツ大会競技種目の指導法．（公財）日本障がい者スポーツ協会（編）：98-99，新版　障がい者スポーツ指導教本　初級・中級．ぎょうせい，2016.
   Summary 視覚障がい者向けの卓球競技であるサウンドテーブルテニスの実際について解説されている．
3) 渡辺照夫：グランドソフトボール．全国障害者スポーツ大会競技種目の指導法．（公財）日本障がい者スポーツ協会（編）：100-101，新版　障がい者スポーツ指導教本　初級・中級．ぎょうせい，2016.
   Summary 視覚障がい者向けの野球競技であるグランドソフトボールの実際について解説されている．
4) 李　俊哉：障害者のスポーツ参加への条件　視覚障害者．臨床スポーツ医学，25：631-634，2008.
5) 稲垣真澄：知的障がい．身体と障がい．（公財）日本障がい者スポーツ協会（編）：168-175，新版　障がい者スポーツ指導教本　初級・中級．ぎょうせい，2016.
6) 高山浩久：全国障害者スポーツ大会．（公財）日本障がい者スポーツ協会（編）：64-71，新版　障がい者スポーツ指導教本　初級・中級．ぎょうせい，2016.

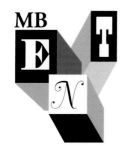

MB ENT, 243：25-29, 2020

◆特集・耳鼻咽喉科医に必要なスポーツ診療の知識

運動誘発性疾患

大谷真喜子[*1]　保富宗城[*2]

Abstract　運動は健康に良いとのイメージが強いが，運動によって誘発される疾患も存在する．代表的なものに運動誘発喘息や食物依存性運動誘発アナフィラキシーなどがあるが，耳鼻咽喉科領域にも運動誘発性喉頭閉塞症と運動誘発性鼻炎がある．運動誘発性喉頭閉塞症は運動がピークに達した時の強い吸気が声門上部構造を虚脱させることによって発症する吸気性呼吸困難であり吸気性喘鳴を伴う．思春期の女性アスリートに多い．診断には運動時の喉頭観察が必要であり，鑑別疾患には運動誘発喘息や過換気症候群がある．治療には吸気筋トレーニングや視覚的フィードバック，手術加療などがある．喉頭軟弱症との共通点が多い．運動誘発性鼻炎はアスリートノーズとも表現され，運動によって発症する鼻症状を指す．水泳や寒冷環境下での競技に多い．特に，アレルギー性鼻炎では運動誘発鼻閉をきたす．アレルギー性鼻炎に対する治療ではインペアード・パフォーマンスを考慮する必要がある．

Key words　運動誘発性喉頭閉塞症（exercise induced laryngeal obstruction；EILO），運動誘発性鼻炎（exercise induced rhinitis），運動誘発鼻閉（exercise induced nasal obstruction）

耳鼻咽喉科領域にも運動によって誘発される疾患があり，代表的なものとして運動誘発性喉頭閉塞症と運動誘発性鼻炎が挙げられる．

運動誘発性喉頭閉塞症

運動誘発性喉頭閉塞症（exercise induced laryngeal obstruction；EILO）は運動がピークに達した時に急に吸気性呼吸困難を発症する疾患である[1]．運動による強い吸気によって喉頭が閉塞することが原因であり，吸気性喘鳴（stridor）を伴う．VCD（vocal cord dysfunction）とも表現されていた誘発性喉頭閉塞症の1つである．日本ではまだなじみがない疾患であるが，北欧では思春期アスリートの10～35%に認められ，女性に多いとされる．突然発症する呼吸困難症状は運動を中止すると数分で改善する．呼吸困難や喘鳴が吸気時であったことを患者自身が説明することは稀であり，また以前はヨーロッパやアメリカでもこの疾患の認知度が低かったことから，運動誘発喘息や過換気症候群と誤診され長期にわたり無用の治療を施されていた経験を持つ症例が多い．現在，日本においてはまだ認知度が低いため適切な治療を受けられていない症例が少なからず存在すると考えられる．喉頭軟弱症との共通点が多く，診断や治療方針がヨーロッパとアメリカで異なるのも特徴の1つである．

1．疫　学

思春期前後の女性に多い．思春期頃から喉頭の大きさに性差が出現するため，女性に多く認められるのではないかと考えられている．また，加齢とともに運動習慣が少なくなるため，思春期の症例報告が多いのではないかとも推察されている．

2．症　状

運動負荷がピークに達した時に急激に発症するが，運動を中止すると数分で改善する．頸部を中心とする吸気性喘鳴（stridor）や，咳，のどの違和

[*1] Ohtani Makiko，〒641-8509 和歌山市紀三井寺811-1 和歌山県立医科大学耳鼻咽喉科・頭頸部外科，講師
[*2] Hotomi Muneki，同，教授

表 1. 運動誘発性喉頭閉塞症の特徴

- 運動がピークに達した時に突然発症する吸気性呼吸困難
- 吸気性喘鳴を伴う
- 思春期の女性アスリートに多い
- 運動誘発喘息と誤診されることが多い
- 喘息との合併が多い
- 喉頭軟弱症との共通点が多い
- 治療には呼吸療法や手術加療がある

表 2. 運動誘発性喉頭閉塞症と運動誘発性喘息の比較

		運動誘発性喉頭閉塞症	運動誘発喘息
症状	経過	急激	穏徐
	発症	運動がピークになったとき	運動開始後 8～10 分
	ピーク		運動終了後 5～15 分
	改善	運動終了後 数分	運動終了後 30 分
喘鳴	種類	Stridor	Wheeze
	呼吸相	吸気	呼気
	部位	上気道	下気道
ステロイド吸入		無効	有効

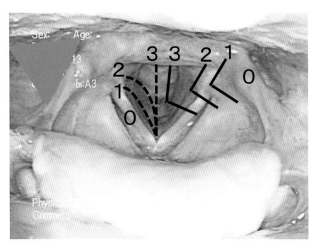

図 1. マートスコア
声門部(点線)，声門上部(実線)で示す．数字は点数

感を伴う.

3. 原因

吸気時に喉頭が閉塞することが原因で，主には声門上部構造が関係するが，声門で閉塞する場合もある．安静呼吸時の喉頭は，楔状結節の余剰粘膜，高く短い披裂喉頭蓋ひだ，を特徴とする．運動負荷時の喉頭は，声門上部型では楔状結節の余剰粘膜が内転し吸気時に閉塞し，声門型では声帯が内転し同じく吸気時に閉塞するのが特徴である．

4. 診断

北欧では持続的喉頭内視鏡を用いて運動時の喉頭閉塞を直接観察する方法が勧められている．閉塞程度はマートスコアを用いて表現されることが多い(図1)．マートスコアでは運動開始時と運動負荷ピーク時の声門上部と声門部の閉塞を各々0～3点で判定する．これら4つの合計点が3点以上を示した場合に運動誘発性喉頭閉塞症と診断す

る[2]．アメリカでは，喉頭を安静時，運動負荷直後，過剰換気時の3条件で観察することによって診断したとする報告もある．

5. 鑑別診断

1）運動誘発喘息

運動誘発喘息は下気道で聴取される呼気性喘鳴(wheeze)を伴う呼気性呼吸困難で，ステロイド吸入が有効である．運動開始10分後頃から徐々に発症し，運動終了後15分頃に症状のピークを迎え，運動中止後も30分間持続する．急激に発症する運動誘発性喉頭閉塞症と異なり，運動誘発喘息では症状の経過が緩徐である．なお，運動誘発性喉頭閉塞の40%に喘息の合併が認められるため鑑別が難しいとされる．

2）過換気症候群

過換気症候群は精神的ストレス時に発症する．喘鳴は認められず，ペーパーバック療法が有効である．運動誘発性喉頭閉塞症では突然の吸気性呼吸困難に驚き過換気を合併することがあり，診断には注意が必要である

3）喉頭痙攣

挿管チューブなどの機械的刺激や化学物質などの異物が気管内に入らないようにするために起こる生理的な反射であり，吸気・呼気の両相で喘鳴をきたす．吸気性喘鳴をきたす運動誘発性喉頭閉塞症とはこの点で異なる．

6. 治療

保存的治療と外科的治療がある．保存的治療には，視覚的フィードバックを用いる方法と吸気筋トレーニングがある．視覚的フィードバックとは，持続的喉頭内視鏡検査時に患者自らが自分の

喉頭をみながら運動し，正しい呼吸方法を習得する方法をいう．吸気筋トレーニングは器具を用いることにより吸気に負荷抵抗を与える方法であり，声門上下の吸気圧差を減少させる目的に行う．同じ目的で，口をすぼめて行う口すぼめ呼吸法もある．吸気筋トレーニングの際，患者に対して呼吸時に肩を上下させずに腹式呼吸を行うように指導する必要がある[3]．

外科的治療は，視覚的フィードバックと吸気筋トレーニングなどの保存的療法が無効の場合，重症である場合，患者がトップアスリートである場合などに考慮される．手術は声門上部構造に対して施行される．CO_2 レーザーを用いて楔状結節の余剰粘膜を切除し，披裂喉頭蓋ひだを切開し延長するラリンゴマイクロサージャリーを行う[4]．披裂喉頭蓋ひだに対しては操作を行わないこともある．声門上部へのアプローチのみで声門部の喉頭閉塞が改善すると報告されている．手術合併症は約 3％ に認められたとの報告がある．手術適応に地域差があり，ヨーロッパでは症例の 40％ に手術が行われているが，アメリカでは 2％ に過ぎない．

7．喉頭軟弱症との共通点

運動誘発性喉頭閉塞症における呼吸困難時の喉頭所見と，先天性喉頭軟弱症の Olney 分類にみられる喉頭所見が同じであり，さらに喉頭軟弱症患者ではマートスコアが高いとの報告[5]がある．また，手術方法においても喉頭軟弱症に施行される手術方法と運動誘発性喉頭閉塞症の手術方法が同じである．成人発症型喉頭軟弱症や幼児期以降に発症した喉頭軟弱症との鑑別もヨーロッパとアメリカで異なる．アメリカでは喉頭軟弱症と運動誘発性喉頭閉塞症との境界が曖昧であり，アメリカで診断された運動誘発性喉頭閉塞症患者の中にはヨーロッパでは喉頭軟弱症と診断され除外されている症例が含まれている可能性がある．

運動誘発性鼻炎

運動誘発性鼻炎は，運動誘発喘息，運動誘発アナフィラキシー，運動誘発性蕁麻疹とともに運動

表 3. 運動誘発性鼻炎のポイント

- アレルギー性鼻炎の症状のひとつに，運動誘発鼻閉がある
- アスリートには鼻炎が多く，特にプールでの水泳競技や寒冷環境での競技において影響が大きい
- アスリートの鼻炎治療には，インペアード・パフォーマンスやドーピングコントロールの知識が必要となる

誘発性アレルギーの中の1つとして報告された疾患[6]であるが，アレルギーが関与しない場合もある．アスリートノーズ，スキーヤーズノーズという表現があるように，アスリートには鼻症状が多い．フィギュアスケートの競技会では，鼻をかむ選手の映像がたびたび映し出されている．

1．運動誘発性鼻炎

アレルギー性鼻炎患者では運動負荷によって鼻閉が生じる．大木によれば，下鼻甲介はカテコラミン作用によって運動直後は収縮しているが，運動後に腫脹が始まり，その腫脹は数十分間持続する[7]．また，アレルギー性鼻炎患者の約 23％ に運動負荷による片側完全鼻閉が生じる[8]．これらの現象は運動誘発鼻閉として知られている．Silvers らによれば，室内運動による運動誘発性鼻炎では鼻汁が最多であり 61％ に認められる[9]．

2．アスリートにおける鼻炎有病率

競技別鼻炎有病率は，水泳 40～74％，クロスカントリー 46％，陸上 21～49％ であり，競技による違いが示唆されている．競技レベルの検討では陸上ホッケー選手におけるものがあり，鼻炎有病率はエリート選手群 52％，非エリート選手群 43％，一般人のコントロール群 22％ で，エリート選手群と非エリート選手群の有病率はコントロール群よりも有意に高いが，エリート選手と非エリート選手の間には差はない．Surda らは，鼻炎有病率は陸上競技選手と一般人では差はないが，水泳とクロスカントリーの選手では一般人よりも有意に高く，それは水や寒冷という鼻粘膜を刺激する競技環境に由来するのではないかと推察している[10]．

3．水泳と鼻炎

水泳競技では，運動後の下鼻甲介腫脹が長時間持続する．石川らによれば，水泳直後は他競技同様に鼻粘膜は収縮するが，その後，腫脹が始まり，

その腫脹は9時間に及ぶ[11]．水泳による鼻閉の原因には，プール水の浸透圧，プールの消毒剤，プールの温度環境などが既に報告されている．このように，水泳ではアレルギー性鼻炎だけではなく，プール水が鼻粘膜に直接影響するため[12]，プール競技の鼻への影響は多くの水泳選手に及んでいると考えられる．スイミングクラブでの練習は夕方から夜間にかけても行われることが多く，選手の鼻粘膜が腫脹している時間と睡眠時間が重なり，睡眠に対する影響が懸念される．

水泳は嗅覚や鼻粘膜機能にも影響する[13]．Passaliらによれば，鼻粘膜の輸送能を示す指標の1つである速度は，水泳，ボクシング，陸上，スキーの中で水泳選手が最も遅い[14]．アスリートノーズは副鼻腔炎の原因になると考えられているが，Passaliらはこの粘膜輸送能の低下が副鼻腔炎発症の原因になっているのではないかと推察している[14]．

水泳競技にはオープンウォーター競技など海で行われる競技もあるが，プールで行われる競技である競泳，水球，飛込の選手の方が鼻症状出現の可能性が高いと予想される．アーティスティックスイミングでは鼻栓を使用するため，他のプール競技よりプール水の影響が少ない可能性はある．鼻炎有病率の種目差は今後の検討課題である．

水泳選手におけるアレルギー性鼻炎有病率は56.5％と報告されている[15]．治療には抗ヒスタミン薬やステロイド点鼻薬が有効とされる．糖質ステロイド外用薬はドーピング違反薬ではなく常時使用可能薬であり，インペアード・パフォーマンスによる影響もないため第一に選択すべき薬剤である．私見ではあるが，プールから出た直後の点鼻は著効するが，下鼻甲介に反応が始まった後の点鼻はやや効果が劣る印象がある．

まとめ

アスリートの中でも水泳競技や寒冷環境下での競技の選手では鼻炎の合併が多い．特に，水泳では鼻閉が長時間続く．これらは直接的または間接的にパフォーマンスに影響しうる．アスリートが鼻症状で受診した際には競技種目を問診し，プール競技や寒冷下の競技であった場合，ステロイド点鼻の使用を考慮したい．

最後に

耳鼻咽喉科領域の運動により誘発される疾患は上気道の鼻と喉頭に存在する．鼻疾患や喉頭疾患は呼吸に関係し，アスリートのパフォーマンスへの影響が大きい．逆に言えば，治療が奏功すればパフォーマンス向上を期待できる疾患でもある．耳鼻咽喉科の専門知識を用いてアスリート治療に臨みたい．

文　献

1) Nordang L, Norlander K, Walsted ES：Exercise-induced laryngeal obstruction—An Overview. Immunol Allergy N Am, **38**：271-280, 2018.
　Summary　耳鼻咽喉科医によって書かれた総論．解剖学的説明もなされている．
2) Maat RC, Roksund OD, Halvorsen T, et al：Audiovisual assessment of exercise-induced laryngeal obstruction：reliability and validity of observations. Eur Arch Otorhinolaryngol, **266**：1929-1936, 2009.
3) Sandnes A, Andersen T, Clemm HH, et al：Exercise-induced laryngeal obstruction in atheletes treated with inspiratory muscle training. BMJ Open Spotr Exerc Med 2019；5(e000436)：1-8.
　Summary　79％のEILO患者において吸気筋トレーニングが有効であったと報告.
4) Maat RC, Roksund OD, Olofsson J, et al：Surgical treatment of exercise-induced laryngeal dysfunction. Eur Arch Otorhinolaryngol, **264**：401-407, 2007.
　Summary　EILOに対する手術方法を示し，その効果を検討.
5) Hilland M, Roksund OD, Sandvik L, et al：Congenital laryngomalasia is related to exercise-induced laryngeal obstruction in adolescence. Arch Dis Child, **101**：443-448, 2016.
6) Silvers WS：Exercise-induced allergies：the

role of histamine release. Ann Allergy, **68**(1)：58-63, 1992.

7）大木幹文：特集スポーツと耳鼻咽喉科　運動機能　運動と呼吸・発声．臨床スポーツ医学, **21**：875-881，2004.

8）大木幹文：鼻腔通気度に及ぼす運動の影響に関する研究．日耳鼻会報, **91**：1419-1434，1988.

9）Silvers WS, Poole JA：Encercise-induced rhinitis：a common disorder that adversely affects allergic and nonallergic atheletes. Ann Allergy Asthma Immunol, 96：334-340, 2006.

10）Surda P, Waller A, Putala M, et al：Prevalence of rhinitis in atheletes：Systematic Review. Int J Otolaryngol, 2017 ID 8098426.
Summary アスリートの鼻炎についての13報告を検討した総論.

11）石川　嵳, 北尾智幸：鼻アレルギー患者の運動負荷による鼻腔通気度の変化．日胸疾患誌, **25**(1)：57-60，1987.

12）大平裕子, 高坂知節, 沢井高志：水注入後における鼻粘膜上皮透過性の経時的変化について．日耳鼻会誌, 91：2003-2010，1988.

13）Surda P, Walker A, Limpens J, et al：Nasal changes associated with exercise in athletes；systematic review. J Laryngol Otol, **32**：191-197, 2018.

14）Passali D, Damiani V, Passali GC, et al：Alternation in rhinosinusal homeostasis in a sportive population：our experience with 106 athletes. Eur Arch Otorhinolaryngol, **261**：502-506, 2004.

15）Rong C, Bei H, Yun M, et al：Lung function and cytokine levels in professional athletes. J Asthma, **45**：343-348, 2008.

好評増大号

Monthly Book
MEDICAL REHABILITATION

No.228
2018年10月
増大号

成長期のスポーツ外傷・障害とリハビリテーション医療・医学

編集企画／**帖佐悦男**（宮崎大学整形外科教授）

成長期スポーツ外傷・障害を理解するための基礎知識をまとめた総論はもちろん、
各論では部位別・種目別特徴とそれに対するリハビリテーションについて概説！
成長期のスポーツ臨床のみならず、スポーツ現場でも役立つ一冊！

定価（本体価格4,000円＋税）B5判 2018年10月発売

目　次

（株）全日本病院出版会

目次がご覧いただけます！
www.zenniti.com

〒113-0033　東京都文京区本郷3-16-4　　電話(03)5689-5989　　FAX(03)5689-8030

MB ENT, 243 : 31-40, 2020

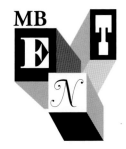

◆特集・耳鼻咽喉科医に必要なスポーツ診療の知識

バランス

岡田智幸*

Abstract バランスという言葉は，便利な言葉である．

スポーツ選手（アスリート）にとって重要なのは，身体（平衡）バランスと，今まで練習（様々なトレーニングを含む）を通じて，培い，育みそして良好状態を維持し，さらに，より一層高みに至るよう向上するための各種競技に特有な合目的的トレーニングを積み重ねて，大成するための「心・技・体」のバランスこそが重要と考える．

トップアスリートと呼ばれる人々は，すでに各種競技特有の「型」を体得され，優秀な身体バランスを自然に保っていると思われる．問題となるのは，「心・技・体」のバランスを如何に崩さず，日常生活，遠征による環境変化に適応でき，本当の実力を発揮できるか！ にかかっている．

本稿では，身体バランスのための基礎である「空間識」の考え方と，「心・技・体」のバランスを保つためのパラダイム・シフトを提案し，耳鼻咽喉科医のかかわり方と新しい VR トレーニングへの期待と不安を解説した．

Key words 空間識（spatial orientation），型（form），オーバートレーニング症候群（overtraining syndrome），VR（virtual reality）

はじめに

最近，最古の人類（サヘラントロプス：*Sahelanthropus tchadensis*）が地球の重力下において二足歩行を約 700～800 万年前から行い，その歩く様（身体の重心移動など）も他のヒト族と同様であったことが報告されている[1]．しかし，二足歩行というその不安定さから，運動せざるを得ない必然性が生まれ（重心が高くなり物理的に不安定になるほど運動が機敏になる）[2]，現生人類（*Homo sapiens*）は，アウストラロピテクス（*Australopithecus africanus*）に比して，外側半規管よりも前・後垂直半規管の曲率半径が増大した事実をもって，直立二足歩行を完成させた[3]．そして，手を自由に使えることで，道具が生まれ，狩猟，農耕が可能となり文明が発祥した[1]とも言われる．

現在，スポーツと呼ばれる競技は，太古の昔から日常生活の「生きること」に直結したものであり，道具を使わず歩く，走る，泳ぐ，道具を使って投げる，そして射る，乗馬技術など大多数であることに気づくと思われる．それらのいわゆるコツは人類の歴史とともに受け継がれて，子どもたちが親たちの行動を真似することで，同時発生的に遊びが生まれ，球技などに進化したものと推察する[1]．

裸で始まった古代オリンピック競技から，ユニフォームを着るようになった近代オリンピックでは，ユニフォーム素材の改良，フィット感の改善により競技のしやすさばかりでなく，パフォーマンスの向上，より良い体性感覚（表在知覚を含む）刺激となり，記録の向上に貢献するに至っていることは，ご存知であると思われる．

本稿では，バランスをいくつかの方向からみることにする．

* Okada Tomoyuki, 〒216-8511 神奈川県川崎市宮前区菅生 2-16-1　聖マリアンナ医科大学保健管理センター，センター長（労働衛生コンサルタント，衛生工学衛生管理者）

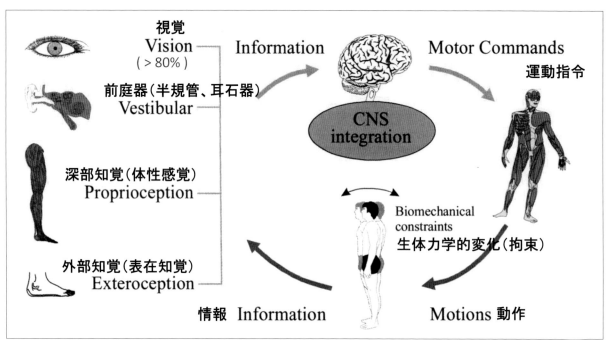

図 1. Postural control（姿勢制御）の関係図

Lund 大学（Sweden）の Dr Per-Anders Fransson にご提供いただいた聖マリアンナ医科大学 2 年講義資料（改変版）である

その他の類似関係図に関しても，聴覚に関しての記載はない

この図では，体性感覚と表在知覚を分けているが，一般的には，体性感覚に表在知覚を含んでいる解説図が多い

注）Sensory reweighting

立位姿勢制御は，常に状況に応じて，多種感覚情報（multisensory inputs）の重み付け（weight）を行い統合・再調整して行なわれている

VR では，視覚依存の信頼性低下[37]が予想され，平衡覚と体性感覚への重み付けが再調整され，立位姿勢制御が行われると考えられるが，聴覚の考察はない

スポーツ・運動に必要なバランス感覚

　スポーツは，運動神経系の随意運動であり，感覚神経系との絶妙なバランスの上で成立している[4]．しかも，普段気づいていない重力下においてのみ成立する．そして，理想的な運動姿勢は，無意識（意識以下）のうちに，生理的現象として競技特有のバランスのとれた「型」あるいは「フォーム（form）」となっている[2]．

　バランス感覚では，危険を察知するためのいわゆる五感（嗅覚，視覚，触覚，聴覚，味覚）と平衡覚（前庭器：半規管，耳石器）の中で，特に，視覚，平衡覚と体性感覚が重要視されている[5]．そして，姿勢制御には，視覚が 80％以上貢献すると言われている[6]（図1）．その他の具体的貢献度を示した論文はない．

　バランスといえば前庭器であるが，その役割は，地球の重力下において，視覚を補助すると考えると理解しやすい．すなわち，前庭器が貢献する前庭姿勢反射は，視覚の貢献度をさらに上げるべく，網膜に映る対象物（網膜像）を重力軸に一致させるように働くはずである．

　嗅覚や味覚についてもこのような例がある．SMAP の「夜空ノムコウ」の歌詞には，"冬の風のにおいがした"とあり，秋の気配を英語で表現すると"autumn flavour"（直訳は，秋味である）となる．したがって，筆者個人的には，トップアスリートたちは，特殊感覚である嗅覚，視覚，味覚，聴覚そして平衡覚を含めたすべての感覚（五感そして内臓感覚を含めた体性感覚＝皮膚感覚すなわち表在知覚と深部知覚すなわち筋の運動感覚，位置覚，振動覚および深部痛覚を含む）[2]などと予期する第六感，あらゆる感覚が研ぎすまされていると考えている．

重複強調するが，特に視覚，平衡覚，体性感覚により形成される空間識（spatial orientation）はあらゆるスポーツにおいて必要不可欠な機能である[5]．例えば，体操や水泳の飛込では跳躍や回転中に上下すなわち重力方向を正しく認識できなければ着地や着水に失敗する．野球では，自己とボールの位置や運動を正確に捉えられなければ打者はボールを打てない．また，野手は走りながらフライを捕球できない[5]．

一方，空間識を語るとき，聴覚に関してはあまり論じられていない．たいていの競技施設の規模は，音も1秒で到達できる距離（m）｛音は1秒間に（331.5＋0.6×気温（℃））m進む｝であるのに．

野球選手の場合，片耳の聴力低下があると外野フライは捕りにくいとされる[7]．また，視覚障害者スポーツである音が出るボールを使ったゴールボールの優れた選手の中には，音像定位があり，声かけによって選手の位置やゴールの位置，ボールの音によってどこを動いているか止まっているかの位置情報が脳内で座標化あるいは地図化され，驚くほどスムーズに競技が遂行できるものもあると聞く．したがって，聴覚が視覚代行感覚となっていると考えられる．

動的バランスと静的バランス

前述のごとく，福田[2]はアスリートたちが行う各競技（静的および動的スポーツ，いずれにも）には運動目的に最も適った運動姿勢すなわち特徴的な「型（フォーム）」が存在し，その運動が的確に円滑に遂行され，筋力の最高能率の発揮が得られるとしている．そして，動作における姿勢制御の中で，緊張性頸反射の機能が発揮されていることを明らかにした[2][5]．換言すれば，身体バランスは，空間識の結果とも言える．

注）空間識を「脳内に再現された自己と外界との空間的関係」あるいは「脳内に再現された外界空間座標」とも定義できる[5]．

視覚入力・平衡覚入力・体性感覚入力が脳内で統合されて形成され，その結果，型（フォーム）あ

るいは姿勢・動作制御を行っているものと思われる．したがって，静的および動的身体バランス云々は，研究者から見た立場であって，競技の差こそあれ，同時にそれらは存在する．有力アスリートたちにとって，それらの区別を頭に思い浮かべる必要はない．現実問題として，例えば，頭部を30°傾斜した場合，耳石器のうち，卵形嚢にかかる重力（G）変化は，Gsin30° で 0.5 G，一方，球形嚢にかかる重力変化はGcos30° で 0.87 Gであり，計算上の差異が存在する[8]．しかし，健常成人は，その変化を異常と感じていない[8]．たった 0.5 G，0.87 G の重力変化ではあるが，この重力変化を直線加速度として発生させるのには，大規模な設備が必要である[8]（JAXA の筑波宇宙センターに設置してある直線加速度刺激装置をもってしても最大直線加速度は，0.5 G に遠く及ばず 0.16 G である）．我々は，体を動かしても，何事もなかったように日常生活を営んでいるのである[8]．

身体バランスの制御には，視覚が優位に貢献すると前述しているが，日本平衡神経科学会のワークショップでも同様であった[9]．しかし，その後の研究では，各スポーツにより差異があるようである．

EquiTest による評価では，スキー選手は，シーズン前とシーズン中で，視覚情報優位から，それを抑制することに転じ，前庭覚（平衡覚）入力や体性感覚入力による立位保持能力の向上を認めている．従前，体操選手では技の習得に視覚情報が大きな影響を与えるとのことである[10]．

最近の研究では，暗所での体操トップアスリートの耳石器情報は非常に正確であり，視覚情報の影響はほとんど受けないこと[5]が示されている．さらなるバランス機能の向上，パフォーマンス向上のための空間識研究が望まれる．

心・技・体のバランスについて

アスリートたちは，様々な条件下で，あらゆる感覚から得た自己情報「空間に対する自己の位置，

姿勢，方向，傾斜，運動の情報」を高次中枢で統合（CNS integration），認識し，姿勢制御する（この過程を sensory reweighting という）．そして，運動指令（motor commands）が，眼球運動制御，姿勢制御，運動制御に用いられ，さらなる空間識の形成にも用いられると考えられ，新たな枠組み（framework）を構築するばかりでなく，いわゆる「慣れ（habituation）」を体得すると考えられる（図1）．

そして，体得した「慣れ」を確かめるかのように，アスリートたちは，自己のコンディションチェックのためにルティーン（動作あるいは行為・行動）を行っているようだ．

例えば，シアトル・マリナーズのイチロー選手の打席でのルティーン動作は「Samurai」として有名であるが，2019年春の引退試合では，彼のルティーン動作は，気が急いていたのか，ブレていた（そう観察していたのは，筆者だけでしょうか？）．

ルティーンの動作・行為・行動は，自己の心・技・体のバランスをチェックするのに必要と思われる．

アスリートたちにとって日常的に重要と思われる事柄をいくつか示してみることにする．

1．オーバートレーニング症候群（OTS）

OTSとは，過剰なトレーニング負荷により運動機能の低下や疲労症状が持続し，容易には回復しなくなる状態である．OTSは，トレーニング負荷による疲労と回復のアンバランスから起こってくる．この主要症状は運動能力の低下と疲労症状であるが，同時に種々の身体症状や精神症状もみられる．オーバートレーニングから風邪などを起こす例もしばしば経験され，免疫機能の低下が示唆されている．身体症状として立ち眩みが多いが，運動時の動悸や息切れ，手足のしびれ，胸痛，腹痛，下痢などがみられることもある．精神症状としては，不眠，不安，情緒混乱，うつなどがみられる[11)12)]．

特に，新記録，好調の後は，要注意である．新

記録が出るのは，これまでになくトレーニングができているからであり，これまでになく負荷がかかっている．気持ちが前向きになっているために，さらに頑張ろうとして，深みにはまる[12)]．

風邪を契機にOTSになる例が少なくない．OTSを防ぐには，まず，OTSというものを理解し，トレーニングに関する正しい認識を持つことである．トレーニング自体は体を消耗させ，破壊する行為であり，トレーニング効果は回復によって身につくものであり，トレーニング負荷と回復を一体として考えることである[12)]．企業の産業医面談を行う際，めまい，易疲労感と不眠を訴える素人のOTSも健康ブームに潜んでいることを忘れてはならない．

また，アトピー性皮膚炎様で，ひっかき傷がなかなか治らないOTS例も存在する[11)]．注目すべきは，OTSの90％に睡眠障害が認められることである[11)]．これは，OTSが引き金になったのか元々もっていた睡眠障害なのかは明らかではないが，睡眠障害の克服すなわち休息もOTSの克服に密接に繋がると思われる．

睡眠時間の延長だけでもパフォーマンス向上に繋がるようだ．米国バスケットボールチームのメンバーの睡眠時間を長くした場合，メンバーのパフォーマンスが向上したとの報告がある[13)]．睡眠時間には個人差があり，睡眠は，コンディションにとって非常に重要な要素であるが，選手の睡眠が適切であるか，睡眠障害がないか，は十分チェックしきれていない．さらなる睡眠とパフォーマンスに関する研究や睡眠障害への対応も望まれる[14)]．

2．睡眠障害と平衡（バランス）障害

前述のごとく，OTSでは90％に睡眠障害が認められている[11)]．旧約聖書の第一日目に，光と闇（昼夜）が生まれた[6)]．睡眠は，単なる休息ではない．この光と闇は昼夜リズム（概日リズム＝サーカディアンリズム）を形成し，睡眠は身体に影響する機能をもつ積極的な休息とも言える[15)16)]．

睡眠時無呼吸症候群症例では，睡眠障害のみな

らず，末梢性平衡障害，中枢性平衡機能障害をきたす[17]とされ，逆に，めまい症を訴える患者の中に睡眠障害を訴える者がある．繰り返すがバランス機能は視覚入力，平衡覚入力，体性感覚（深部知覚）からの入力を脳幹や小脳，大脳などの中枢で統合，制御することで保たれている機構である．そのため，これらの各々の部位での機能障害がめまい症状や平衡障害の原因となりうる．また，循環動態や自律神経も間接的にこれらのバランス機能に影響を及ぼし，めまい症の原因は極めて複雑で多岐にわたると考えられる．その原因の1つとして睡眠障害も以前より検討がなされており，耳鼻咽喉科に受診しためまい症の約60%以上に何らかの睡眠障害を疑うとする報告がある[18]．

アレルギー性鼻炎[15)16)19)]やアトピー性皮膚炎[20]による睡眠障害による報告や鼻性めまい（nasal vertigo）が19世紀後半から報告があり，これは鼻性反射神経症としてのめまい（nasal vertigo of reflex-neurosis origin）とされ，メニエール病発症に鼻性因子を考慮すべきという論文もある，また，嗅覚性めまい（olfactory vertigo）もある．詳細は成書に委ねる[21]．

補）睡眠頭位とめまい

人類の特徴として，脳重量は体重の約2%であるのに対してエネルギー消費量は約20%と多く，発達した脳の疲労回復のためには規則的で良質な睡眠が望ましい．整った睡眠環境のなか，安静臥位で筋弛緩し，副交感神経優位となることは十分な脳疲労の回復，ひいては健常な身体バランス機能維持に重要な役割があると考えられる[18]．BPPV（良性発作性頭位めまい）予防のため，寝返りを自然に行える習慣が推奨され[22]，安眠できる寝具である根拠も示されている[23]が，元アスリートを巻き込んでのPR合戦が論議を呼んでいる．最近，BPPV予防枕も登場している[24]．

3．さらなるパフォーマンス向上に向けて

1）耳鼻咽喉科とのかかわり方の重要性

耳鼻咽喉科はヒトの五感（嗅覚，視覚，触覚，聴覚，味覚）ばかりでなく，平衡覚（前庭器：半規管，

耳石器）をも取り扱っていることは，一般的にあまり知られていない．そして，アスリートたちのコンディションづくりやパフォーマンスの向上に密接にかかわっていることも知られていない[7]．

耳鼻咽喉科で取り扱う器官は，（管腔）空洞臓器が大部分であるため，気候，気圧，気温，湿度，花粉，スモッグなどの大気環境の変化，一方，集中大型空調設備の完備に伴う密閉空間への環境変化（indoor air pollution など）にも絶えず曝露されており，少なからず身体に影響している可能性がある．事実，こういった環境変化は，呼吸器の入り口としての鼻・副鼻腔の疾患，感覚器の入り口の外耳・中耳の疾患，急激な気圧変化は，副鼻腔，中耳ばかりでなく，内耳にも影響を及ぼす．さらに，こういったアスリートを取り巻く環境の多様な変化は，皮膚（アトピー性皮膚炎など）や自律神経系をも刺激し，身体のみならず，精神疲労や慢性ストレスの誘因となり，さらに前述のごとく睡眠障害まで引き起こすと考えられる[25]．

中でも，労働生産性（コンディションづくりとその結果のパフォーマンスの成就とも換言できる）に関して，高度のストレス，片頭痛やうつなどと他の生活習慣病を凌いで最もQOLにアレルギー性鼻炎（花粉症を含む）が影響し[26]，しかもその主症状である鼻閉が最もQOLに影響するとされている[27]．鼻閉の克服こそ，パフォーマンス向上に重要[28]と思われる．

鼻腔および鼻呼吸はアスリートにとって重要である．この呼吸による気化熱を使った冷却方式で，脳の温度調節を行っているとされるからである[29]．アスリートたちにとって脳温度の急激かつ過剰な上昇は，生命の維持に関するリスクである．また，サーカディアンリズムの維持，パフォーマンスに影響し，脳温度低下がスムーズに行われることにより，スムーズな入眠と良質な睡眠をとることが可能と報告されており[29]，鼻閉改善は，脳温度の調節ばかりでなく，アスリートたちの日常のパフォーマンス維持・向上，さらにはよい質の睡眠にも重要である．

筆者は,「鼻は何のためにあるか?」を講義する時に,「3つのイキ」に関係すると話すことにしている.すなわち,「息(イキ)」,「意気(イキ)込み＝やる気」,「粋(イキ)なパフォーマンスの向上とそれを成就するため」の3つである[30].

2）腰痛対策

スポーツで,古今東西,最も重要視されている腰,要は腰反射にある[2].そして,腰反射は,人の運動の基本型として最も重要な姿勢反射である[2].それを妨げるのは,腰痛である.

腰痛は原因不明のものが約85%[31]で,ストレスによるものが最も多いとも言われている.

ヒトは,直立二足歩行になって以来,腰痛に悩まされている[1].現実問題,立っても座っていてもである.整形外科の講義で,腰部は,身体のほぼ中心(重心)に相当し,体重(重力)に対する作用・反作用の法則(ニュートンの第3法則)によって負荷がかかると考えると理解されやすいと教わっている.

現代ICT社会では,長時間のPC作業で発症するVDT(visual display terminal)症候群でも腰痛対策が必要となっている[32][33].さらに,腰痛対策として,睡眠時にも寝返りのうてない枕やベッドは,整形外科学教科書的に推奨されていない.寝ても覚めてもの腰痛対策は,パフォーマンス向上のため重要になってくる.

頻繁なアスリートの移動・遠征に際し,彼らの荷物の運搬には,リュックサックが良いというデータがある[34].体重の5%負荷で姿勢改善効果があることが示され,リュック重量が増加することで加わる身体負荷が,若年層群と高齢群いずれでも腰部にかかる負担と姿勢を同様に変化させ,腰部負担を軽減させることが示されている[34].アスリートは,年齢とは無関係にサイレントキラーともいうべき腰痛の危険にさいなまれているので,一考すべきである.

3）体性感覚（表在知覚を含む）の向上に向けて

めまい・平衡(バランス)障害のリハビリテーションに体性感覚の良好な影響が報告されている[35].具体的には,普段の移動・遠征時の荷物は,ショルダーバックよりも,腰痛対策にもなるリュックサックが良く[36],フィットした固くない靴底が良いと考えられ,フィットしたユニフォームへの応用は既に知られている(水泳では,新素材での当時驚異的世界新記録はすべて塗り替えられているが,現行のものは,それ以上優れた素材とも聞くし,女性アスリートのスポーツブラは,パフォーマンスの向上に多大な影響があったと聞く).リュックサックを担ぐこと(必ず両肩を使う)は,トレーニングと意識せずに,日常生活の中で可能なトレーニングと位置づけられる.そして,表在知覚を含む体性感覚は,全身に分布しており,しかも合目的であると考えているが,これらを利用して,バランス機能の向上,パフォーマンスの向上のための最良のトレーニングはないか模索中である.特に,カヌースラローム競技では,ストロークの回数(漕ぐ回数)が多いほど,タイムロスとなる.いかに漕がずにタイミングを計って,最小のストローク,パドリング回数で,競技できるかにかかっているので,慣れた環境で,頻回に反復練習が可能で,かつ水量を調節できる人工河川でのトレーニングが最良な練習拠点となると思われる(東京オリンピックのカヌースラロームコースは最適である).

4）VR(virtual reality)とバランス

我が国では,いち早く宇野ら[37]が,VR下での作業が身体平衡に与える影響についての報告をしているが,その後の報告も同様のようである.すなわち,重心動揺検査でロンベルグ率の低下は顕著であるが,視覚依存度は低下しているという.未知の感覚が活性された結果なのか? ということは,あらゆるスポーツ現場で有用ではないか?

VRは特に,視覚と聴覚が関係していると思われ,同時に入力される聴覚刺激(環境音であっても),前述の視覚障害者のゴールボール選手のように,聴覚による感覚代行により脳内座標が構築されると思われる.これによって,視覚への依存度の低下とともに身体動揺が低下し,ロンベルグ

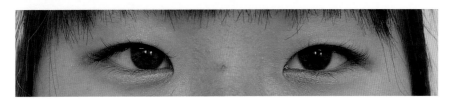

図 2. 長時間スマートフォン使用により惹起された 10 代女性の正面注視時に
おける今なお残存している右内斜視（非優位眼）[39]
発症後，眼鏡を何度も変え，5 年以上経過している．現在，ソフトコンタクト
レンズを装用し，めまい，複視および動揺視なく日常生活を営んでいるが，
右内斜視は残存している

率が低下したとも考えられる．

　健常な聴覚は，視覚にも影響する．不随意性の
バースト音による刺激が，見え方（visual percep-
tion）を改善するという報告[38]があり，先述の片耳
聴力障害の野球選手が，外野フライを捕れない理
由になると考えられる．したがって，身体バラン
ス向上には健常な聴覚も必要である．

補 1）本学カヌー部の練習方法の模索と現実

　筆者が顧問をしている本学カヌー部では，何度
かスラローム練習中に小型ビデオカメラを額部に
装着して，後に大画面 TV で疑似体験を試みたが
全く臨場感がなかった．これは，全視野刺激に
なっていなかったためと推察される．VR 技術に
より競技が行われる河川や人工河川を再現し，全
視野で，環境音とともに，カヌー（カヤック）内の
体重移動による体性感覚（表在知覚刺激を含む）の
トレーニング（体動すなわち腰の動きを利用した）
ができれば，それに伴う触覚・圧覚の変化そして
これらを体得して慣れを生じさせ，水しぶきを浴
びて視覚がさえぎられても転覆しないバランス感
覚を涵養（初期臨床研修プログラムの文言のよう
に，自然にしみこむように，養成すること．無理
のないようだんだんに養い作ること）することが
でき，遠征しなくても済むとも考えられるが，先
述の如く，スラロームカヌーの練習は，人工河川
でのトレーニングがベストと思われる．

　実際，スラロームカヌーの有力選手は，世界選
手権などの大会の多いスロベニアやスロバキアに
練習拠点を移してトレーニングを積んでいる．
「その河川や人工河川に慣れることが，最重要で
ある」と留学当時一緒に研究していたフランスの
カヌーナショナル女子チームの選手が言っていた

ことを思い出す．なお，本学のカヌー部員は，主
要競技河川へ頻回に通って基本練習のみ行ってい
るが，新人大会までは優秀な成績をおさめてい
る．下船病の有無と競技成績とは関係ないことも
わかっている．

　スラロームカヌー選手と同様に，馬術競技選手
も練習拠点を国際競技回数の多い，しかも移動距
離の少なく，時差もほとんどないヨーロッパに移
して，実戦練習と優良馬獲得に奔走していると聞
く．

補 2）スマートフォンおよび VR の問題点

　スマートフォンの普及により若年者の急性内斜
視[39][40]（図 2）や VR に起因するものも存在する．

　日常生活に支障のない人でも，どちらも苦手な
人（VR 酔いは有名）が存在することも事実であ
る[40]．

　特に，12 歳未満のトップアスリート候補生に
は，休息時（日）に VR ゲームなどを行わせないこ
とを切に望む．個人的観察では，スマートフォン
長時間使用により 12 歳未満に発症した急性内斜
視は，自然治癒は望めないようだ[39]．

　我が国のメーカーが 3D（three dimensions）の
ゲームを発売するにあたり，6 歳までの小児は注
意して使用するようにという注意書きをつけたこ
とに対して，「正常の小児の立体視（stereopsis）発
達に 3D 映像が悪い影響を与える根拠はない」と
アメリカの小児眼科医が疑問を投げかけたという
記事が Wall Street Journal 誌に掲載された[41]．我
が国では，6 歳頃まで立体視の感受性期があると
いう報告があり，3D 映像は注意する必要がある
という立場にある[41]．

　有力アスリート候補生の「芽」を摘むようなこ

とは避けなければならない.

注) PS VR の対象年齢は，12歳以上となります．12歳未満のお子様はVRヘッドセットを使用できませんとある[40].

VR技術を応用したトレーニングへの期待と不安

現在，VR技術はリハビリテーションに応用されているが，VR自体の高いゲーム性とアミューズメント性をメリットとして，テニスや多様なスポーツがプレイできるVRスポーツシステムがすでに開発されている.

ただし，立体画像をみると統計学的に優位に屈折系は近視化し，調節系は調節反応量の低下，瞳孔系では縮瞳という形に影響が出ることが示されている[42].すなわち，近見反応に影響が出るのである.

この近見反応(near reflex)の高次中枢は，MT野(middle temporal area)，MST野(medial superior temporal area)で，これらは追跡眼球運動および視運動性眼振の皮質経路と共通し[43]，この反応の中枢機構は，上記のごとく高次の視覚中枢も関係する複雑なもので，適応(adaptation)は働きやすいが，個人差が大きく，また精神ストレスなどの要因も働きやすいと考えられる.日常視では，輻湊(通常，輻輳であるが，眼科用語辞典ではこの用語を用いる)と調節は連動しているが，立体映像では輻湊が優位で，調節は通常とは異なる反応を示す.立体映像視聴後30分で，「眼が疲れる」「眼が重い」「眼がしょぼしょぼする」といった自覚症状の回復とともに，視覚系への影響は回復するとされる[42]が，VRを代表とする3D映像トレーニングは，アスリート全員に合うものではない代物であると忠告する.

まとめ

アスリートたちは，既に考えられうるすべての感覚を研ぎ澄ましている有能な競技者である.心肺機能も優秀であることは言うまでもない.各競技には，動的および静的平衡(バランス)要素があ

り，独自の型(フォーム)があり，パフォーマンス向上のためのトレーニングは，特殊なもの・事情があり，本稿では，すべて論じきれる代物ではない.ただ，VRのような最新技術に溺れると，将来有能な「芽」を摘んでしまう可能性があることを忘れてはならない.

したがって，有能なアスリートたちにとって今大事なこと，忘れてはならないこと(＝The name of the game で，同名のABBAの曲がある)[44]は，個々の日常生活・コンディションづくり，競技開催地への遠征交通手段(バス，船舶，新幹線，航空機など)，そして時差に影響されないよう，個人の管理，競技団体の管理が大切であり，なかでも，睡眠や労働生産性に影響する耳鼻咽喉科疾患，鼻閉，アレルギー疾患(アレルギー性鼻炎やアトピー性皮膚炎)のコントロール，遠征時ばかりでなく日常生活からの腰痛対策も重要と考える.その結果，心・技・体の良好なバランスを保たれるものと思われる.そして，これらのコントロール・克服こそnaked power(本当の実力)[45]を発揮せんとするものであると確信している.

参考文献

1) ヴァイバー・クリガン＝リード(著)，水谷淳・鍛原多恵子(訳)：サピエンス異変 新たな時代「人新世」の衝撃．飛鳥新社，2018.
2) 福田 精：運動と平衡の反射生理．医学書院，1957.
   Summary 運動生理に関するバイブルとも言われている古典的名著で，各種スポーツの「型」(フォーム)の意義などを解説している．Anatomy trainsの筋筋膜経線(myofascial meridian)の概念に多大な影響を与えていると思われる(この著書の中で福田の類似図を用いて，筋筋膜経線とその生理について解説しているため).
3) Spoor F, Wood B, Zooneveld F：Implications of early hominid labyrinthine morphology for evolution of human bipedal locomotion. Nature, **369**：645-648, 1994.
   Summary 半規管(前・後および外側)の曲率半径の比較を現生人類と化石人類その他で行っている.

4) 加我君孝：スポーツと平衡機能―姿勢反射 vs. 視覚と随意運動. Equilibrium Res, **76**：385, 2017.

5) 和田佳郎：6. 空間識とスポーツ医学. Equilibrium Res, **76**：49-56, 2017.
   Summary 空間識の考え方とスポーツ，特にトップの体操選手の視覚依存を否定し，耳石系の関与を明らかにした画期的論文である.

6) 岡田智幸：先天性眼振―その特徴と闇に隠れた本態. Equilibrium Res, **77**：201-219, 2018.
   Summary 先天性眼振(CN)の病態に関する総説論文で，CN症例は，球技が苦手であることも紹介している.

7) 岡田智幸：スポーツ選手の疾患別薬物処方耳鼻咽喉科の疾患. 臨床スポーツ医学 臨時増刊号, **11**：256-283, 1994.
   Summary 管腔臓器を対象とした耳鼻咽喉科の特徴とその治療，そしてピットフォールになるドーピング薬物について解説している.

8) 岡田智幸：耳石機能検査. 武田憲昭(編)：235-239, 耳鼻咽喉科プラクティス6. EBMに基づくめまいの診断と治療. 文光堂, 2001.

9) 鈴木淳一, 松永 喬, 坂田英治：スポーツ医学と平衡機能のワークショップ報告書. Equilibrium Res, **55**：78-88, 1996.
   Summary スポーツ選手の平衡機能および訓練効果については「スポーツ医学と平衡機能のワークショップ」が1993〜95年まで計3回行われ，耳科咽喉科学，体育学，口腔外科・歯学にわたるそれぞれのエキスパートが参加し，主に重心動揺，視標追跡機能，視運動機能や咬合機能などの観点から論じられた. しかし，従前より予想された視覚優位の身体バランスであることが再確認され，咬合異常がなく，咀嚼機能に異常のないものが身体バランスに有益であることも再確認された.

10) 高田 訓, 浅井正嗣, 渡辺行雄：スキーおよび体操競技選手の体平衡. Equilibrium Res, **60**：37-43, 2001.

11) Budgett R：Overtraining syndrome. Br J Sp Med, **24**：231-236, 1990.

12) 川原 貴：オーバートレーニング症候群の予防. 臨床スポーツ医学, **23**：919-924, 2006.

13) Mah CD, Mah KE, Kezirian EJ, et al：The effect of sleep extension on the athletic performance of collegiate basketball players. Sleep, **34**：943-950, 2011.
   Summary バスケットボール選手の睡眠時間を長くしたことで，彼らのパフォーマンスが向上し，ダッシュやシュートにも影響しているという論文.

14) 川原 貴：パネルディスカッション1：臨床スポーツ医学における精神科への期待 内科的視点から. 日臨スポーツ医会誌, **25**：S155, 2017.

15) 千葉伸太郎：アレルギー性鼻炎による睡眠の影響. 日鼻誌, **20**：100, 2011.

16) 千葉伸太郎：睡眠を考慮したアレルギー性鼻炎の治療は？ 日鼻誌, **56**：163, 2017.

17) 中山明峰, 佐藤慎太郎：めまいと睡眠. Equilibrium Res, **75**：91-98, 2016.

18) 許斐氏元：睡眠障害とめまい平衡障害について. Equilibrium Res, **76**：286-291, 2017.

19) 鈴木元彦：アレルギー性鼻炎と生活習慣. アレルギー, **64**：911-917, 2015.

20) 石氏陽三：アトピー性皮膚炎・かゆみと脳機能. アレルギー, **66**：777-782, 2017.

21) 檜 学, 渡辺 勈(編)：臨床耳鼻咽喉科・頭頸部外科全書 第5巻Cめまい・平衡失調 [3]：179-198, 金原出版, 1989.
   Summary 鼻性めまいに関して，詳細に歴史，その分類，検査所見などを解説している.

22) 重野浩一郎, 奥 竜太, 隈上秀高ほか：良性発作性頭位めまい症と睡眠頭位. Equilibrium Res, **59**：236-242, 2000.

23) 千葉伸太郎, 八木朝子, 小曽根基裕ほか：高反発および低反発のマットレスパッドが睡眠と睡眠時の生理現象に及ぼす影響. 米国睡眠学会(SLEEP 2013)ポスター 日本語翻訳.
   Summary 二種類のマットレスが睡眠や睡眠にかかわる生理学的パラメータにどのように影響を及ぼすかを検討した発表である. 特に，深部体温(直腸温)を良質の睡眠のパラメータにしたことは画期的である.

24) Horinaka A, Kitahara T, Shiozaki T, et al：Head-up sleep may cure patients with intractable benign paroxysmal positional vertigo：a six-month randomized trial. Laryngoscope Investig Otolaryngol, **4**：353-358, 2019.

25) 岡田智幸：III章 各診療科からみたメディカルチェックIII-1 耳鼻科. 村山正博(監), 武者春樹(編)：170-176, 新スポーツのためのメディカルチェック. 南江堂, 2002.
   Summary 耳鼻咽喉科が主に扱う臓器は，管腔臓器であるため，気圧，天候などにも影響を

受け，結果として，アスリート個々の日常生活・コンディションづくり，競技開催地への遠征交通手段に影響されうるし，最終的に競技会に臨み，パフォーマンスに密接に関係することになることを耳鼻咽喉科疾患の治療とともに解説している．

26）Lamb CE, Ratner PH, Johnson CE, et al：Economic impact of workplace productivity losses due to allergic rhinitis compared with select medical conditions in the United States from an employer perspective. Curr Med Res Opin, **22**：1203-1210, 2006.
 Summary アレルギー性鼻炎が他の生活習慣病などを抑えて，労働生産性に多大に影響していることを報告している．

27）奥田 稔：鼻アレルギーの重症度分類．耳喉，**55**：939-945, 1983.

28）大木幹文：鼻腔生理学から運動能力の向上を目指す．シンポジウム(1)スポーツと耳鼻咽喉科．日耳鼻会報，**122**：385, 2019.

29）Irmak MK, Korkmaz A, Erogul O：Selective brain cooling seems to be a mechanism leading to human craniofacial diversity observed in different geographical regions. Med Hypotheses, **63**：974-979, 2004.
 Summary 鼻腔の機能として，脳内温度を調整しており，鼻閉が影響していることを示している．

30）岡田智幸：15 感覚機能．わかりやすい人体の構造と機能．田所 衛(監)，菊川忠裕，長岡 功，安倍千之(編)：245-289, 日本医学館, 2005.

31）Deyo RA, Rainville J, Kent DL：What can the history and physical examination tell us about low back pain? JAMA, **268**：760-765, 1992.
 Summary 厚労省の腰痛対策の資料にも引用されている論文で，腰痛の原因が明らかでないものが約 85％あるとされる．

32）中央労働災害防止協会(編)：労働衛生のしおり 平成 30 年(2)職場における腰痛対策予防指針(抄)：226-232, 労働災害防止協会, 2018.

33）中央労働災害防止協会(編)：労働衛生のしおり 平成 30 年(3)VDT 作業における労働衛生管理のためのガイドライン(抄)：233-237, 労働災害防止協会, 2018.

34）直井俊祐，勝平純司，丸山仁司：リュックサック使用が歩行動作の運動学・運動力学的変化に及ぼす影響―若年者と高齢者を対象として―．理学療法科学, **29**：923-926, 2014.

35）肥塚 泉：超高齢化社会におけるめまいと平衡障害への対応．日本耳鼻咽喉科学会 宿題報告 2019：75-94, 中西印刷(株), 2019.
 Summary 高齢めまい患者に関してのリハビリテーションに体性感覚刺激の有用性を示した画期的な宿題報告である．

36）小川 郁：めまい診療の最前線，境界領域としてのめまい診療．日医師会誌，**140**：2048-2061, 2012.

37）宇野敦彦，武田憲昭，久保 武ほか：ヴァーチャルリアリティー(VR)下作業が身体平衡にあたえる影響．日耳鼻会報，**102**：122, 1999.

38）McDonald JJ, Teder-Sälejärvi WA, Hillyard SA：Involuntary orientation to sound improves visual perception. Nature, **407**：906-908, 2000.

39）岡田智幸，中村 学，荒井光太郎ほか：「動揺視・めまいおよび頭痛」を訴えた 10 代女性の急性内斜視症例の眼球運動について．Equilibrium Res, **77**：482, 2018.

40）不二門 尚：デジタルディバイスの普及と輻湊・調節．眼光学チュートリアルセミナー 2019 年 8 月 3 日．
 Summary デジタルディバイスの普及に伴う立体視への影響，急性内斜視への警鐘の講演資料．

41）不二門 尚：小児の両眼視と 3D．日本視能訓練士協会誌，**41**：19-25, 2012.

42）不二門 尚：視覚情報処理機構からみた眼精疲労―3D 映像視聴の影響を中心に―．あたらしい眼科，**14**：1295-1299, 1997.

43）岡田智幸：OKN 研究の最前線．Equilibrium Res, **61**：451-452, 2002.

44）最所フミ：(the)name of the game．日英語表現辞典：155-156, 筑摩書房, 2004.

45）最所フミ：naked power．日英語表現辞典：155, 筑摩書房, 2004.

MB ENT, 243 : 41-46, 2020

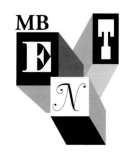

◆特集・耳鼻咽喉科医に必要なスポーツ診療の知識

スポーツと難聴

熊川孝三*

Abstract 様々なスポーツによって発症する難聴の機序を伝音・感音難聴の病態別に概説し，次いで，剣道，野球，水泳・飛込，陸上競技，スポーツクレー・ライフル射撃，サーフィンの各種競技別に症状，機序，治療，予防方法を解説した．最後に，耳鼻咽喉科医として知っておくべき，補聴器・人工内耳の防水，防塵性能の国際保護等級についても解説した．

Key words 外傷性鼓膜穿孔(traumatic tympanic membrane perforation)，音響外傷(acoustic injury of the inner ear)，騒音性難聴(noise-induced hearing loss)，サーファーズイヤー(surfer's ear)，防水，防塵性能の国際保護等級(International Protection for dust and waterproof)

総 説

スポーツでは原因により，難聴の病態も複合する可能性がある．ここではまず，様々なスポーツによって発症する難聴の機序を病態別に概説する．岡本[1]による傷害部位別の頻度を表1に示す．このように様々なスポーツで各部位の傷害が単独あるいは複合して起こりうるが，中耳，内耳の傷害が多いことがわかる．

スクーバダイビングは鼓膜穿孔が多いことで知られているが，本誌では別途に単独で解説される．

1．伝音難聴

何らかの圧外傷による鼓膜穿孔，頭部外傷による中耳内出血や耳小骨離断，外骨腫による外耳道閉塞などで生じる．黒田[2]はスポーツによる鼓膜穿孔38耳の成因を力学的に検討した．原因となったスポーツの内訳は多種にわたり，水球が8耳で最も多く，ラグビー4耳，野球4耳，サーフィン4耳，スクーバダイビング3耳，ハンドボール2耳，ソフトボール2耳，バスケットボール2耳，サッカー2耳，ボクシング2耳，空手2耳，剣道1耳，柔道1耳，バレーボール1耳であった．こ

のように鼓膜穿孔は選手が混在して競技するスポーツに多いことがわかる．

黒田[2]は外傷性鼓膜穿孔の94.5％は保存的に閉鎖したと述べている．

2．感音難聴

感音難聴を生じるスポーツとして，スタート音やクレー・ライフル射撃による音響外傷，剣道における騒音難聴，スクーバダイビングや格闘技などにおける内耳圧外傷(内耳窓破裂・外リンパ瘻)，側頭骨骨折が挙げられる．

それぞれのスポーツにおける
難聴と治療・予防対策

1．剣 道

山川ら[3]は順天堂大学体育学部学生を対象として，陸上部21人，野球部22人，水泳部23人，剣道部25人，計91人の聴力検査を行った．平均聴力レベルはすべて正常範囲であったが，周波数別に検討すると91人中38人に聴力域値の上昇を認めたという．

特に，剣道部員は域値上昇者が多く，低音域と高音域の感音難聴が認められた．堀山[4]，村松ら[5]

*Kumakawa Kozo，〒107-0052　東京都港区赤坂1-8-1　赤坂インターシティAIR 地下1階　赤坂虎の門クリニック耳鼻咽喉科，部長

表 1. 耳におけるスポーツ外傷の傷害部位

	外耳	中耳	内耳	耳部(部位特定不可)	外耳中耳	外耳頭部	中耳内耳	内耳頭部	外耳中耳内耳頭部
全体	8	23	22	1	1	1	2	2	1
潜水		1	9						
サッカー	2	5							
野球	1	4	1						
射撃			5						
ゴルフ	2		2						
ドッジボール	1	1		1			1		
剣道		2	2						
サーフィン		2						1	
体操		1						1	1
スキー					1	1			
テニス		1							
ラグビー		2							
水泳	1		1						
登山		1	1						
ソフトボール		1							
バスケットボール		1							
バレーボール		1							
ハンドボール	1								
サイクリング								1	

(文献 1 より引用)

の報告も同様の報告を行っており，長期にわたる竹刀の打撃音，頭部打撲音あるいは打撲そのもの，道場内の騒音が原因ではないかとしている．

この結果からは，本来であれば，イヤープラグなどの音響外傷予防用具を装用すべきスポーツであると言える．

2. 野 球

山川ら[3]によれば，野球部員8人に構音障害型の感音難聴が認められた．金属バット使用による打球音では高音域に多く，長期使用では音響外傷が生じる可能性も否定できないとしている．最近では消音性能を有するバットが使用されているという．さらに，硬式野球ボールの直撃による頭部外傷では側頭骨骨折や耳小骨離断も起こり得る．

3. 水泳・飛込

山川ら[3]によれば，低音域の聴力閾値上昇があ

る者が多く，中耳炎などの既往によるものが考えられたという．尾谷ら[6]，遠藤[7]の報告によれば水泳実行者は非実行者よりも滲出性中耳炎の罹患率が高いという．

単純な統計では，水泳と中耳炎の直接的な影響は表れにくいので，この結論に異論がある医師もいるであろうが，実際にマスターズ水泳競技を行う耳鼻咽喉科医の立場から考察を述べてみたい．恐らく，これは淘汰されて競技者となる前の小児期の問題に由来したものであろう．アデノイド肥大や鼻炎のために鼻閉塞と耳管狭窄がある場合，そのまま水中で嚥下を繰り返すことで中耳腔が陰圧状態となり，滲出性中耳炎に罹患しやすくなると考える．

解決策はアデノイド，鼻炎・副鼻腔炎，耳管閉塞の改善治療と，鼻からの上手な排気の習得であ

る．現在でも小児の初心者スクールでは，水中での鼻からの確実な息の吐き出し習得が次のコースに進める条件となっている．実際には私が診ていた鼻炎がある小児でも，スイミング参加が滲出性中耳炎の引き金になった小児がかなりおり，やめて改善した子も経験している．

高飛込は最高 10 m の高さの飛込み台から回転しながら飛び込み，最終的にはプールに向かって垂直に入水する競技である．一般的に水中では中耳腔の空気を調整しなければ水深 3 m で鼓膜は破れてしまうため，鼓膜穿孔を生じうる[8]．入水時に予期せず発症する鼓膜穿孔は選手にとって大きな問題となる．鼓膜穿孔発症を選手によってはプールから出たときのふらつきで自覚することができるという．

トップアスリートの場合は，試合に近い時期や試合中に鼓膜穿孔を自覚できても競技を中断できないことが多い．その際，選手はシリコン塊・綿花・防水シールなどを耳栓として使用し競技を続行している．そこで大谷ら[9]は競技中に突然発症する鼓膜穿孔に備え，競技パフォーマンスを落とさない耳栓を勧めている．予防にも役立ち，平衡機能に影響を与えないという．

4．陸上競技

山川ら[3]によれば陸上競技部員は山型の聴力像を呈し，高音域の感音難聴を 7 人に認めたという．スターターピストルを連射する機会が多いと音響外傷をきたす可能性がある．最近では，電子式スターターピストルによる疑似電子音が使用されており，予防に役立っている．

5．スポーツクレー・ライフル射撃

射撃時の難聴は主として衝撃音（impulsive noise）によって生じるため，定常騒音による音響性聴器障害とは区別される．矢部ら[10]によれば，衝撃音のピーク音圧は約 155 dB で，2 ms 前後にピークがあり，50 ms で減衰する．一方，アブミ骨筋反射の潜時は 85 ms とかなり長く，衝撃音の予防にはなり得ず，耳栓などの予防具が必須である．

中屋ら[11]はライフル射撃音による急性音響外傷の聴力像と治療効果に対する臨床的検討を行った．その結果，聴力像は様々な型を示したが，2 kHz 以上の周波数において聴力障害を認める高音障害群が多く，中でも高音急墜型が最も多かった．ステロイド大量漸減療法群では治癒率 17％，回復率 78％，ステロイド大量漸減療法＋PGE 1 群では治癒率 24％，回復率 63％であり，両者の群で治療効果に有意差を認めなかったという．

受傷から 7 日以内に治療を開始した群では治癒率 21％，回復率 78％，受傷から 8 日目以降に治療を開始した群では治癒率 16％，回復率 50％であり，受傷から 7 日以内に治療を開始した群のほうが有意に治療効果は高かった．以上から，受傷後早期に治療を行った症例の治療効果が高かったことが示された．また，高音部より中音部での聴力障害は回復しやすいと考えられた．

音響外傷予防用具の遮音効果については，イヤープラグとイヤーマフの併用，イヤープラグ，イヤーバルブ，イヤーマフの順であった[10]．

6．サーフィン

サーファーズイヤー（正式名称は外耳道外骨腫，exostoses of external auditory canal）は，外耳道に長期間冷水刺激が加わることにより，骨部外耳道の骨増殖性隆起が生じた状態をさす．濡れた状態で，風に吹かれると気化熱でさらに冷えることになるので，冷風刺激も大きな要因と考えられる．

中西[12]による進行度分類を図 1 に示す．サーフィンの経験年数や，サーフィンの頻度が高いほど，より高度なサーファーズイヤーを形成しやすい．中西[12]は，surfing index という指標を考案し，サーファーズイヤー形成を予測する指標としている．

［Surfing index＝サーフィン経験年数×週当たりのサーフィン回数］

サーファーズイヤー形成の程度には個人差が大きく，surfing index がおよそ 20 以上程度になると Grade 2 以上のサーファーズイヤーを保有する確率が増すという．

Grade 0:外骨腫を認めない
Grade 1:外耳道1/3以下の狭窄
Grade 2:外耳道の1/3以上2/3以下の狭窄
Grade 3:外耳道の2/3以上の狭窄

Grade 1	Grade 2	Grade 3
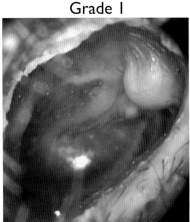	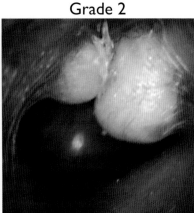	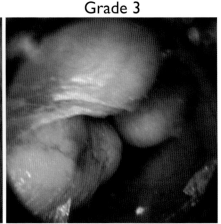

図 1. 外耳道骨腫の進行度分類
（文献 12 より引用）

Grade 1 で無症状であれば手術適応はないが，Grade 2 以上で外耳道炎の反復，耳垢による耳閉塞感・難聴が遷延する場合には手術が考慮される．Grade 3 で鼓膜が確認できないほどの高度狭窄になると，手術操作も複雑になり，術後の外耳道上皮化に時間がかかるので，狭窄が比較的に軽度なうちに手術を考慮することも一法である[12]．手術方法は骨腫の基底部面積が小さければ，耳内からノミを用いる方法も利点が多い．骨面露出を最小限にとどめれば自然な上皮化が期待されるためである．

予防策として，最も容易なものは水を完全に遮断する耳栓であるが，音も遮断されてしまう．サーフイヤーズ（SurfEars）という海水を遮断しながらも周囲の音が聞こえる耳栓がある．基本的に，冷水温でのスポーツでは普段から耳栓使用が勧められる．

補聴器・人工内耳の防水，防塵性能

最近では，補聴器・人工内耳装用者も各種スポーツを行う者が多い．補聴器などの防塵，防水機能を評価するために IP（International Protection：国際保護等級）が用いられている[13]．これは，2003 年に国際電気標準会議で定められたもので，精密機器の水や固形物に対する保護性能を表している．どれだけ細かな粉塵に対応できるか，またどれだけ過酷な水の影響に耐えられるかを等級として示している．記載法は［IP 防塵機能，防水機能］の順で示される．

1．防塵等級（表 2）

防塵機能については，0～6 まで 7 段階の等級がある．それぞれに定められた保護内容とテスト方法は以下のようになっている．補聴器や人工内耳のスピーチプロセッサでは，IP5 か 6 に該当するものが多い．

2．防水等級（表 3）

防水等級は，0～8 までの 9 段階の等級がある．なお，テストで用いられる水は常温の水道水を用い，テスト後に機器として正常動作することが前提である．補聴器や人工内耳のスピーチプロセッサでは，IP7，8 に該当するものが多い．機種によっては，専用の防水カバーで被覆することによって安全性を担保しているものがある．最も防塵機能，防水機能が強力で，水泳や水中競技に安心して使える機器は IP68 等級に認定されたものになる．

表 2. 防塵機能の等級

等級	保護の程度	テスト方法
IP0X	保護なし	テストなし
IP1X	手の接近からの保護	直径 50 mm 以上の固形物体(手など)が内部に侵入しない
IP2X	指の接近からの保護	直径 12 mm 以上の固形物体(指など)が内部に侵入しない
IP3X	工具の先端からの保護	直径 2.5 mm 以上の工具先端や固形物体が内部に侵入しない
IP4X	ワイヤーなどからの保護	直径 1.0 mm 以上のワイヤーや固形物体が内部に侵入しない
IP5X	粉塵からの保護	機器の正常な作動に支障をきたしたり，安全を損なう程の料の粉塵が内部に侵入しない
IP6X	完全な防塵構造	粉塵の侵入が完全に防護されている

（13 より引用）

表 3. 防水機能の等級

等級	保護の程度	テスト方法
IPX0	水の浸入に対して特には保護されていない	テストなし
IPX1	垂直に落ちてくる水滴によって有害な影響を受けない	200 mm の高さより 3~5 mm/分の水滴，10 分
IPX2	垂直より左右 15°以内からの降雨によって有害な影響を受けない	200 mm の高さより 15°の範囲 3~5 mm/分の水滴，10 分
IPX3	垂直より左右 60°以内からの降雨によって有害な影響を受けない	200 mm の高さより 60°の範囲 10 l/分の放水，10 分
IPX4	いかなる方向からの水の飛沫によっても有害な影響を受けない	300~500 mm の高さより全方向に 10 l/分の放水，10 分
IPX5	いかなる方向からの水の直接噴流によっても有害な影響を受けない	3 m の距離から全方向に 12.5 l/分・30kpa の噴流水，3 分間
IPX6	いかなる方向からの水の強い直接噴流によっても有害な影響を受けない	3 m の距離から全方向に 100 l/分・100kpa の噴流水，3 分間
IPX7	規程の圧力，時間で水中に没しても水が浸入しない	水面下・15 cm~1 m，30 分間
IPX8	水面下での使用が可能	メーカーと機器の使用者間の取り決めによる

（文献 13 より引用）

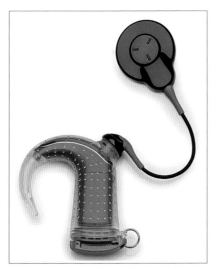

図 2. コクレア社人工内耳＋アクアプラス
シリコン製アクアプラスに Nucleus 7
サウンドプロセッサを挿入し，アクア
プラス送信コイルを取り付けた状態．
水泳が可能である

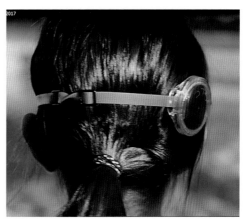

図 3. コクレア社 KANSO プロセッサ用防水
カバーゴーグルへの装着方法を示す

例えば人工内耳のコクレア社スピーチプロセッサに装着するシリコン製アクアプラスは国際保護等級 IP68 を取得している(図2). 耳掛け型ではないコイル一体型スピーチプロセッサ KANSO は専用のケースでゴーグルバンドに装着することで外れにくくなる(図3).

このように, すでに高度難聴者が人工内耳を装用したままでも水泳可能な状況になっている. 相談された場合に, 対応できる知識として知っておきたい.

参考文献

1) 岡本牧人：耳科領域における外傷—スポーツ外傷を中心に—. 頭頸部外科, 3：25-31, 1993.
   Summary 耳のスポーツ外傷について, 北里大学におけるスポーツ外傷 61 症例をスポーツ以外の原因による耳の外傷 559 症例およびスポーツ安全協会の報告例と比較しながら, その臨床像を検討した.

2) 黒田令子：外傷性鼓膜穿孔の臨床的検討および鼓膜の破断実験からみた考察. 日耳鼻, 96：1490-1500, 1993.
   Summary 外傷性鼓膜穿孔 231 例 231 耳の臨床統計学的調査を行った. また, 鼓膜の破断限界の値から, 鼓膜穿孔を生じる力を力学的に計算し考察した.

3) 山川卓也, 芳川 洋, 浪越里香子ほか：スポーツと聴力障害. Audiol Jpn, 35：233-239, 1992.
   Summary 順天堂大学体育学部学生, 陸上競技部員, 野球部員, 水泳部員, 剣道部員の計 91 人を対象として聴力レベルの報告を行った. 91 人中 38 人に聴力域値の上昇がみられ, 陸上, 野球部は高音域, 水泳部は低音域, 剣道部は全周波数に認められた.

4) 堀山健治：剣道難聴について. JOHNS, 7(4)：45-50, 1991.

5) 松村高洋, 中田孝重, 坂口 寛ほか：剣道によると思われた感音難聴症例の検討. Audiol Jpn, 34：599-600, 1991.

6) 尾谷良行, 遠藤朝彦：水泳と耳鼻咽喉科疾患. 臨床スポーツ医学, 2：355-363, 1985.

7) 遠藤朝彦：水泳と耳疾患. 保健の科学, 29：772-776, 1987.

8) 伊藤偵之：5. 飛込競技での重大事故の背景とその予防. 財団法人日本水泳連盟(編)：58-59, 水泳プールでの重大事故を防ぐ. ブックハウス・エイチディ, 2007.

9) 大谷真喜子, 保富宗城：飛込トップアスリートにおける特注耳栓のバランスへの影響. 水と健康医学研究会誌, 9：13-20, 2016.

10) 矢部多加夫, 澤木誠司, 中本吉紀ほか：スポーツクレー射撃による衝撃音と選手の聴力. Audiol Jpn, 40：223-230, 1997.
    Summary スポーツクレー射撃時の衝撃音が射手に与える影響について検討するために, 衝撃音測定用のダミー人形装置(KEMAR)を用いて衝撃音を測定し, 63 人のクレー射手を対象に純音聴力検査と質問紙調査を実施した. 音響外傷予防用具の遮音効果については, イヤープラグとイヤーマフの併用, イヤープラグ, イヤーバルブ, イヤーマフの順であった.

11) 中屋宗雄, 森田一郎, 奥野秀次ほか：ライフル射撃音による急性音響性難聴の臨床的検討. 日耳鼻, 105：22-28, 2002.
    Summary ライフル射撃音による急性音響性難聴の聴力像と治療効果に対する臨床的検討を行った. 全症例の治癒率 19％, 回復率 66％であった. 受傷から 7 日以内に治療を開始した群のほうが有意に治療効果は高く, また高音部より中音部での聴力障害は回復しやすいと考えられた.

12) 中西 悠：サーファーズイヤーの取り扱い. 日耳鼻, 115：1054-1055, 2012.

13) IP規格・防水保護構造及び保護等級(日本工業規格及社団法人・日本電機工業会編). https://www.ip68.jp/technicalguide/pdf/PP%20IPtoukyu.pdf

MB ENT, 243：47-51, 2020

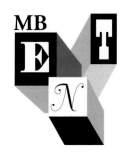

スポーツ外傷

福田裕次郎*

Abstract スポーツの世界はある意味けが(外傷)と隣り合わせである．競技のみならずレジャーとしてのスポーツを楽しむ人口の増加に伴い，競技や活動内容上内在する危険として外傷が一定の頻度で発生する．スポーツ安全保険加入者におけるスポーツ最中の事故件数は2009年以降現在までおよそ年間に約16万件(1.8%)である．頭頸部領域が全体の11.8%で，競技別ではアメリカンフットボールが7.6%と最多である．耳鼻咽喉・頭頸部領域は感覚器のみならず血管，気道，食道などの重要臓器が前頸部にまとまっているため，気道狭窄，閉塞といった生命に危険を及ぼす可能性があることを留意しておく．

Key words スポーツ(sports)，外傷(trauma)，受傷原因(cause of injury)，眼窩吹き抜け骨折(blow out fracture)，気道閉塞(airway obstruction)

はじめに

スポーツの世界はある意味けが(外傷)と隣り合わせである．スポーツ安全保険加入者におけるスポーツ最中の事故件数の割合が報告されている[1]．スポーツ安全保険とは，公益財団法人スポーツ安全協会が取りまとめを行っている，スポーツ活動や社会教育活動の際に起きる事故を補償する保険である．この保険は，スポーツ活動のみならず，文化活動，レクリエーション活動，ボランティア活動，地域活動，学童保育，指導活動などを行う団体やグループ活動(社会教育活動)を対象としており，2016年度で約880万人が加入している[2]．その加入者中，2009年以降現在までおよそ1.8%(年間に約16万件)にスポーツ事故が起こっている．保険加入者のみのデータであるため，保険に加入していない個人レベルでのレクリエーションや趣味の運動愛好家などを含めると，実際のスポーツ外傷の頻度はさらに高いことが推測される．

同報告書によると年代別事故件数では10〜19歳が最も頻度が高く41.1%，次いで0〜9歳が16.5%である．運動能力の発達段階である幼小児や部活動などによって運動頻度と強度が飛躍的に高まる中高大学生においてスポーツ外傷の割合が高い．ちょうど筆者の年齢である40歳台の事故件数は12.3%と年代別で第3位になっている．若い頃の経験から"できる"という過信が事故を招くこともある．

部位別にみると頭頸部領域が11.8%，胸腹腰部が6.9%，上肢が36.3%，下肢43.6%であり，手足の怪我に比べると頻度は低い．競技別ではアメリカンフットボールの7.6%が最多で，ドッジボール，ラグビー，柔道が続く．

耳鼻咽喉科領域のスポーツ外傷の特徴

耳鼻咽喉科，頭頸部外科の領域は，常に露出しており運動中に限らず転倒した際などは直接的に外力を受けやすい部位であるために外傷のリスクが高い．特に顔面の外傷(けが)が多く，学童から

* Fukuda Yujiro，〒701-0192 岡山県倉敷市松島577　川崎医科大学耳鼻咽喉科，講師

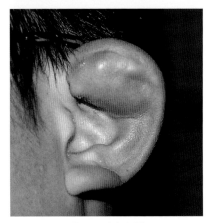

図 1. 耳介血腫

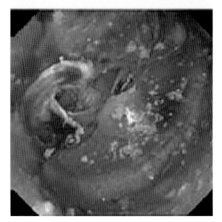

図 2. 外傷性鼓膜穿孔

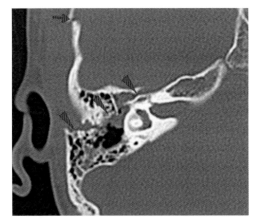

図 3. 側頭骨骨折
縦骨折（矢尻）を認めるとともに，側頭骨鱗部
にも骨折（矢印）がみられる

大学生においては体育の授業やクラブ活動時，最近では成人やシニア層においてもレクリエーションや趣味の運動の最中に起こることが多い．顔面の外傷の多くは，スポーツ用具と顔面や人体と顔面との接触によって引き起こされることが多い．幼少期は運動能力の不安定性から転倒や衝突を原因とする顎顔面の外傷（下顎部外傷，口腔外傷）が多い．小中学生になると部活動も始まり運動頻度が高くなり，また個人の運動能力や運動強度も上がることにより，打撲や裂傷，骨折などにより多彩な外傷がみられるようになる．

　一般的には顔面に損傷を引き起こす外力が，自動車事故や転落などによるものと比較して軽度であるため，後に障害を残すような重症例は少ない．しかし，スポーツ行為そのものが損傷の原因となる場合には，そのスポーツを行う限り反復し

て生じるため非可逆的な変形や機能障害を生じることもある[3]．また，血管，喉頭，食道などの重要臓器が前頸部にまとまっているため，例えば剣道の竹刀による突きなどによる閉鎖性喉頭外傷では音声障害のみならず，上気道狭窄・閉塞といった生命に危険を及ぼす可能性がある[4]．野球の捕手，アイスホッケーのゴールキーパー，剣道，フェンシングなどのスポーツは頸部保護具の使用が義務となっている．また，スキー，自転車，モータースポーツなど運動エネルギーの大きい競技である場合は，1回の事故で重篤な障害が生じる可能性がある．

　聴覚・視覚・嗅覚などの感覚器の機能障害を起こすことも多く，また顔面の変形や瘢痕形成といった美容的な問題も絡む．外傷の部位や程度によっては耳鼻咽喉科のみではなく，形成外科，脳神経外科，眼科，歯科口腔外科などと合同で治療にあたる必要がある．

耳，側頭骨

　受傷原因や外力の大きさによって様々な病態を取り得る．代表的な耳鼻咽喉科疾患として耳介擦過傷，耳介血腫（図1），サーファーズイアー，鼓膜損傷（図2），耳小骨損傷，外リンパ漏，側頭骨骨折（図3）などが挙げられる．耳介血腫は耳介に外力が加わって起こる場合がほとんどで，治療は血腫穿刺後の圧迫固定である．反復すると血腫が器質化し耳介変形が残存する．

　外傷性鼓膜穿孔は，耳掻きなどで直接鼓膜を傷

つけた場合(直達性鼓膜穿孔)と，耳を叩かれたり，ボールが耳に当たり，サーフィンで耳が水面に叩きつけられたりした時などに鼓膜に穴が開く場合(介達性鼓膜穿孔)があり，スポーツ外傷では通常後者である．比較的大きな穿孔でも自然に閉鎖する場合があるが，感染を起こすと閉鎖しない場合がある．

サーファーズイアーは名前の通りサーフィンに代表されるような水上・水中スポーツや潜水などとの関連が明確な後天性外耳道狭窄症の総称であり，その病態は外耳道に長期間冷水刺激が加わることにより，骨部外耳道の骨増殖性隆起が生じた外耳道外骨腫である．ダイビング愛好家や海女にもみられる．進行すると軽度～中等度の伝音難聴，反復する外耳炎を呈する．耳栓の使用による海水の浸入防止が予防策となり，治療は骨腫除去である．

側頭骨骨折は骨折線の方向により縦骨折と横骨折に大別され，縦骨折のほうが頻度は高く約80%を占める．一般に横骨折は縦骨折に比し障害が強く予後も不良である．

鼻，副鼻腔

＜鼻骨骨折＞

最も頻度の高い骨折である[5]．転倒や打撲の他，ボクシングや空手，格闘技では段打が原因となる．鼻出血，外鼻の変形を認めれば容易に診断がつくが，明らかな変形がなくとも受傷時に鼻出血を認めた際は骨折をきたしている可能性があるためX線(鼻骨軸位，ウォーターズ)やCTを撮影し確認を行ったほうが良い．整復手術の一番の目的は見た目の改善であり，手術適応は明らかな変形によって美容上問題となることが予想される症例であるが，他には鼻骨や鼻中隔の変形により鼻腔通気が低下する症例も含まれる．ほとんどの整復手術は外来で局麻下に可能であるが，幼小児では全身麻酔下でないと困難である．整復時期については外傷による鼻根部の腫脹が著しい場合は腫脹が軽減してから行う．受傷後2週間もすると変形

したまま骨折部がつき始めてしまうため，その間に整復手術を施行することが一般的である[3]．

眼窩吹き抜け骨折

鈍的な外力が眼窩に作用し眼球を後方へ圧排する結果，眼窩内圧が上昇し，眼窩内容が壁の薄い下壁や内壁を吹き抜けて上顎洞や篩骨洞に嵌頓する．受傷機転は鼻骨骨折と似通っているが，球技ではボールが顔面に直撃することで受傷する場合がある．眼瞼周囲の腫脹や眼球陥凹，視野狭窄，複視などが生じる．眼窩吹き抜け骨折に対する治療方針は大別すると以下のように分類される．

① 緊急手術
- 迷走神経反射症状が改善されない
- 重度の眼球陥凹が受傷早期からみられる
- trap door 型骨折

② 2週間以内の早期手術
- 複視が改善せず，外眼筋の強制的牽引試験陽性
- 骨折が大きく，将来的に眼球陥凹が生じる恐れがある

③ 経過観察
- 眼球運動が良好で，複視が軽度
- 眼球陥凹なし

代表的な上記外傷に対して川崎医科大学耳鼻咽喉科における最近の症例の集計結果を報告する．2009年1月1日～2018年10月31日までに当科を受診した未治療のスポーツ外傷のうち，鼻骨骨折32例，眼窩吹き抜け骨折16例，計48例において，男女比は43/5例，年齢分布は5～69歳で年齢中央値は17歳であった．10代と30代の2峰性分布であった(図4)．原因種目は野球11例(23%)，サッカー8例(17%)，ソフトボール7例(15%)，バスケットボール6例(13%)が上位4種目であった(図5)．治療方法は鼻骨骨折の19/32例(59%)が保存的治療であるのに対して，眼窩吹き抜け骨折では11/16例(69%)が手術を行っていた．全体では手術と保存的手治療は半々であった．受傷日から手術までの待機日数は，鼻骨骨折が即日手術

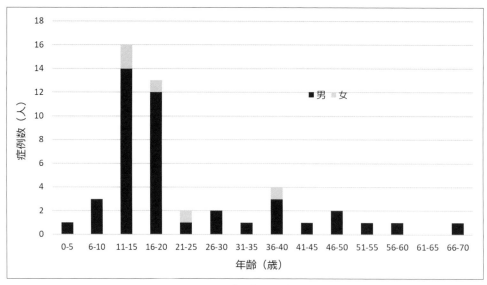

図 4. 受傷年齢分布

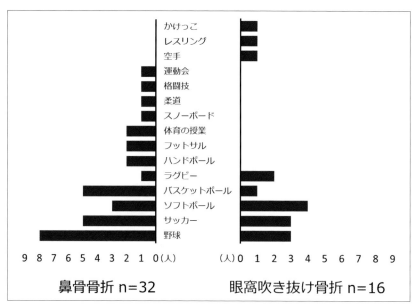

鼻骨骨折 n=32　　　　　　　眼窩吹き抜け骨折 n=16

図 5. 受傷原因となったスポーツ種別数

（中央値1日）であるのに対し，眼窩吹き抜け骨折
は待機手術が多かった（中央値7日）.

顔面骨

　頬骨骨折，上顎骨折，下顎骨折などがある. 顎
顔面の著しい変形や開口障害，咬合不全などの機
能障害が認められる場合は積極的な手術適応とな
る. 野球や格闘技，スキーなどの外力とスピード
が速い，すなわち外傷の原因たる外力のエネル
ギーが大きなスポーツに好発し，時として交通外
傷に匹敵する規模の骨折をきたすことがある[6].
当科の症例でも格闘技選手で顔面骨骨折，下顎骨
骨折に加えて頭蓋底骨折を併発した症例を経験し
た. 顎間固定が必要な場合は歯科口腔外科との連
携を図る必要がある.

咽喉頭

　喉頭外傷は甲状軟骨の骨折が多く，剣道の突き
や自動車のハンドルで前頸部を強打した際に起こ
りやすい. 軟骨破損や脱臼，声帯靱帯の損傷，喉

頭粘膜の浮腫や内出血で気道狭窄を起こす[7]. 出血や外傷の程度によっては呼吸困難に陥ることもあり, 早急な対処が必要となる. 自験例では幼稚園の教諭が園児と遊んでいた際に転倒し前頸部を強打, 甲状腺損傷による頸部縦郭血腫をきたし呼吸困難に陥ったために緊急気管挿管を要した症例を経験した[8].

まとめ

2020年の東京オリンピック・パラリンピックを間近にひかえ, スポーツに対しての国民の関心は日増しに高まっている. 競技のみならずレジャーとしてのスポーツを楽しむ人口の増加に伴い, 競技や活動内容上内在する危険として外傷が一定の頻度で発生する. この度は耳鼻咽喉科, 頭頸部領域におけるスポーツ外傷の概要を説明したが, その予防ならびに治療を熟知しておくことが耳鼻咽喉科専門医にとって必要である. 紙面の都合上, 各論については成書を参照されたい.

参考文献

1) スポーツ安全協会：スポーツ安全保険加入者および各種事故の統計データ, 2018.
2) スポーツ安全協会要覧 2018-2019. https://www.sportsanzen.org/content/images/1about_us/yoran.pdf
3) 川上重彦：スポーツ外傷とスポーツ障害(4)顔面外傷. 公益財団法人日本スポーツ協会 指導者育成専門委員会スポーツドクター部会(監)：144-150, スポーツ医学研修ハンドブック応用科目. 文光堂, 2005.
4) 原 浩貴：喉頭外傷. 日耳鼻, **120**：1278-1281, 2017.
　Summary 喉頭外損傷は開放性喉頭外傷と閉鎖性喉頭外傷に分類され, 気道確保や音声学的な治療が必要である.
5) 川上重彦：金沢医科大学形成外科開設以来15年間の顔面骨骨折の統計的観察. 日頭蓋顎顔会誌, **5**：24-31, 1989.
6) 飯沼壽孝, 広田佳治：スポーツ顔面外傷の特徴. 頭頸部外科, **3**(1)：11-15, 1993.
　Summary ほとんどのスポーツにおいて顔面外傷が発生し, その75%は鼻骨骨折, 次いで12%が眼窩壁単純骨折であった.
7) 岩田重信, 高須昭彦, 桜井一生ほか：咽頭外傷—外損傷の統計的観察. 耳鼻と臨床, **40**：118-122, 1994.
8) 福田裕次郎, 小田梨恵, 平田哲康：頸部鈍的外傷による甲状腺損傷・縦隔血腫合併例. 耳鼻臨床, **100**：849-853, 2007.
　Summary 転倒し前頸部を強打, 甲状腺損傷による縦郭血腫をきたし呼吸困難に陥った.

MB ENT, 243：52-61, 2020

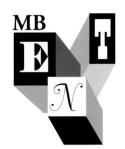

◆特集・耳鼻咽喉科医に必要なスポーツ診療の知識

スクーバダイビング

北島尚治*

Abstract スクーバダイビング後に生じる問題の約8割が耳鼻咽喉科領域といわれる．中耳腔や副鼻腔といった空洞臓器は圧変化による影響を受けやすく，これを解消するための圧平衡を損なった時に圧外傷を生じる．耳鼻咽喉科領域での圧外傷は耳気圧外傷と副鼻腔気圧外傷が代表であり，疼痛や出血，めまい・難聴，感染症などを引き起こす．耳気圧外傷には発症部位で外耳・中耳・内耳気圧外傷と3つに大別でき，このうちで内耳気圧外傷が最も深刻で，重症例では外リンパ瘻を生じる場合もある．内耳型減圧症は内耳気圧外傷との鑑別が困難で，対応には注意を要する．ダイビングの再開判定には耳管機能検査による評価が有効であり，検査上の問題がなくなったうえで，耳ぬきなどのダイビングスキルを上達させることで事故の再発を防ぐことができるだろう．

Key words スクーバダイビング(SCUBA diving)，気圧外傷(barotrauma)，耳気圧外傷(ear barotrauma)，副鼻腔気圧外傷(sinus barotrauma)，内耳型減圧症(inner ear decompression sickness)，耳管機能検査(Eustachian tube function test)

はじめに

1．なぜ耳鼻咽喉科領域にダイビングトラブルが多いのか

一般にダイビングトラブルの約80%が耳鼻咽喉科疾患といわれる．中耳腔や副鼻腔などの空洞臓器は肺のように自ら収縮・拡大ができないため，耳管や自然口などを経て気体の流出入がなされる．外気圧の変化に伴う閉鎖腔内の気体の膨張あるいは収縮によって組織がゆがみを生じ組織障害を起こすことを，潜水医学では気圧外傷(barotrauma)と呼ぶ．

海中では垂直に下降していくと下降した距離に比例して加圧されるが，ボイルの法則から閉じ込められた気体の体積変化は，同一距離を移動した場合は海表面近くにおいて最も大きくなる．このように垂直方向の移動で圧変化・体積変化を生じ，その変化は海表面近くで最も大きいため，耳

気圧外傷も海表面近くで最も起こりやすくなる[1]．

2．DAN JAPAN(Diver Alert Network Japan)と健康診断ガイドライン

「DAN JAPAN-ダンジャパン-」は，一般財団法人日本海洋レジャー安全・振興協会が行うレジャー・スクーバダイビング事故者に対する緊急医療援助システムで，アメリカのDANをモデルに発足した．DAN JAPANでは「スクーバダイバーのためのメディカルチェック・ガイドライン」としてダイバーのための健康診断ガイドラインを作成している．耳鼻咽喉科領域のみを抜粋し表1に示す．

紙面の都合もあり，本稿ではこれらのうち最も重要性の高い耳気圧外傷と内耳型減圧症に焦点を置くものとする．

耳気圧外傷(ear barotrauma)

耳気圧外傷は発症部位で外耳気圧外傷，中耳気

＊ Kitajima Naoharu, 〒179-0073 東京都練馬区田柄 1-15-15 北島耳鼻咽喉科医院, 院長

表 1. DAN JAPAN 作成によるダイバーのための健康
　　診断ガイドライン（耳鼻咽喉科領域のみ抜粋）

危険性が高い状態
- 再生鼓膜または萎縮鼓膜
- 鼓膜穿孔の残存
- 鼓膜のチューブ挿入
- アブミ骨切除術の既往
- 耳小骨手術の既往
- 内耳手術の既往
- 気圧外傷に付随する顔面神経麻痺
- 老人性難聴以外の内耳疾患
- 上気道閉塞
- 喉頭摘出術および咽頭部分摘出術（喉頭半切術）など
- 気管切開
- 喉頭ヘルニア
- 内耳型減圧症の既往

相対的に危険な状態
- 再燃を繰り返す外耳炎
- 外耳道の高度の閉塞
- 耳介の重度凍傷の既往
- 耳管の機能不全
- 再燃を繰り返す中耳炎／再燃を繰り返す副鼻腔炎
- 鼓膜穿孔の既往
- 鼓膜形成術の既往
- 乳様突起削開術の既往
- 重症の伝音性難聴および重症の感音性難聴
- 気圧外傷に関連しない顔面神経麻痺
- 総入れ歯：マウスピースを保持することができ、空洞ができないことが必要となる
- 顔面骨折の既往
- 口腔外科の術後（未治癒のもの）
- 頭部または頸部の放射線治療の既往
- 顎関節異常の既往
- 外リンパ瘻または内耳窓破裂の既往

圧外傷，内耳気圧外傷の 3 つに大別される．

1．外耳気圧外傷(external ear barotrauma；EEB)

1）概念・病態生理

耳垢や外骨腫，耳栓などの閉鎖物により外耳道全体が圧平衡を保てなくなることで生じる．潜降中に外耳内の気体が収縮して外気圧と外耳道閉鎖腔の圧勾配が＋150 mmHg 以上になると，外耳道壁が局所的な充血や出血を生じ，鼓膜が外耳道側へと突き出されることで生じる．EEB の多くは潜降時に生じる．外耳道炎を併発している場合，起炎菌には緑膿菌や黄色ブドウ球菌，プロテウス菌が多く，特にダイバーで多いのは緑膿菌である[2]．

2）臨床症状

一般的に軽症だが，潜降時の耳ぬきが困難にな

り，耳痛や出血，鼓膜破裂を生じて血性耳漏を認める場合がある．外耳道炎を併発した場合は膿性耳漏を生じることもある．両側耳の不均等なカロリック刺激を生じてめまいを起こすこともある[3]．

3）診　断

外耳道の発赤腫脹に加え，鼓膜の点状出血と血性水疱を認めることがある．重症例では鼓膜穿孔，血性・膿性耳漏を認めることもある．

4）治　療

外耳道を清掃し閉塞を解除した後，乾いた状態に保つ．外耳道炎を生じた場合は，局所治療，場合によっては抗菌薬投与を行う．緑膿菌感染を疑う場合はニューキノロン系抗菌薬を使用しイソジン液やブロー液などで外耳道の局所治療を行う[4)5]．表面上皮が正常化するまでダイビングは中止させる．

5）予　防

外耳道閉塞の原因となる疾患や状態を改善させることで容易に予防できる．外耳道を清浄に保ち，耳栓や外耳道を覆ってしまうようなきつすぎるフードを避けるよう指導する．

2．中耳気圧外傷(middle ear barotrauma；MEB)

MEB は潜降時と浮上時で症状が異なる．

＜潜降時の中耳気圧外傷＞

1）概　念

MEB は潜水時に経耳管的な中耳腔内圧と外環境圧との均圧（以下，圧平衡）が上手くいかず，異常な圧格差（勾配）を生じて発症する．なお，水圧が中耳腔内圧を上回る状態はスクイーズ（締め付け）といわれる[6)7]．耳管を閉塞させるあらゆる状況が MEB のリスクファクターとなり，そこに圧平衡技術の稚拙さなどが重なり発症しやすい．

2）病態生理

ダイバーはあくび，顎を動かす，嚥下，バルサルバ法による中耳への自己通気などで耳管を開大させて圧平衡を行う（いわゆる「耳ぬき」）．潜水時に耳管が閉塞していると，水面から 2 m ほど潜降した時点で耳の不快感や疼痛を自覚しはじめて，

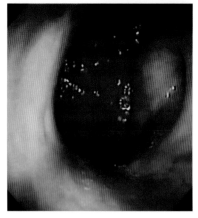

図 1. 中耳気圧外傷後に鼻出血を
生じたダイバー患者の耳管開
口部
耳管開口部より流出した黄褐色の
血性滲出液を認める

耳管粘膜が中耳側へ引き込まれ充血し耳管は閉塞
される．そして，中耳腔内圧が相対的に陰圧にな
り，鼓膜が内陥して中耳腔の粘膜が膨れ出す．さ
らに，このままの状態で潜降し続けると中耳腔内
の粘膜や血管が破れて出血し，やがて鼓膜穿孔を
生じる[8]．耳症状に対して過剰な耳ぬきを行い急
激に中耳腔が相対的に陽圧化されることで MEB
が生じる場合も多い[9)～11)]．また，耳管の向きが逆
な場合，つまり頭部を下にした状態（ヘッドダウ
ン・ヘッドファスト）での潜降を行うと，さらに耳
ぬきが困難となる．

3）臨床症状

圧による感覚や不快感に始まって，そのまま潜
降を続けると多くの場合で耳痛が増強する．滲出
液によって耳管が狭まると耳ぬき時に「スー」と
いう音（hissing）を自覚するようになる．稀に潜降
中にめまいを生じることがあり，これは過剰な耳
ぬきなどでも起こすことがある．鼓膜穿孔を生じ
ると侵入した海水によって圧平衡がなされるため
疼痛は急速に軽減するが，カロリック刺激による
めまいを生じる場合もある．MEB によって生じ
た血液あるいは血性滲出液は，鼓膜穿孔を起こし
た場合は外耳道から排出されるが，浮上時に経耳
管的に口や鼻から排出されることもある．鼻出血
は鮮紅色ではなく黄褐色の場合もある（図 1）．

耳管機能障害，中耳内出血や滲出液による伝音

難聴を生じると，浮上後も疼痛や耳閉感が持続す
ることがある．通常，数時間～数日程度で改善す
るが，重症例では長時間にわたる場合もある．通
常 MEB では感染を伴うことは少ないが，急性上
気道炎を生じていた場合などで生じやすい．最も
一般的な起炎菌は溶血性レンサ球菌，肺炎球菌，
ブドウ球菌で，ビブリオ−アルギノリチカスによ
り重症化した症例も報告されている[12)]．これらの
細菌が耳管や鼓膜穿孔を介して中耳に侵入し，中
耳腔内の滲出液や血液を培地として化膿性中耳炎
を発症する．

MEB の重症度分類は Edmonds ら[13)]のものが広
く用いられ，これは耳鏡所見に基づく鼓膜の傷害
程度よって 5 段階に分類される（図 2）．

4）治 療

多くの場合，MEB は可逆的で障害を残さず予
後良好である．消炎およびその原因となった耳管
機能障害が治療の主体で，感染を伴わなければ抗
菌薬を必要としない．鼓膜穿孔を生じていなけれ
ば 1・2 週間程度で傷害自体は治癒する．一般的に
耳管機能障害の治療として，軽症・中等度例では
抗アレルギー薬やステロイド点鼻薬，マクロライ
ド系抗菌薬などが用いられ，重症・難治例ではこ
れらに加えてステロイドの内服が用いられること
が多い．

化膿性中耳炎を併発した場合の医学的特徴や管
理は基本的に通常の急性中耳炎と同様で，重症例
では鼓膜切開や積極的な抗菌薬投与が必要とされ
る．表 2 に MEB への臨床的対応を示す．

5）予 防

耳管機能を改善し，耳ぬき（圧平衡）の技術を高
めることで予防できる．技術面で軽視されがちな
ものは，耳ぬきの遅れ・潜降後圧平衡（equalizing
behind the dive）であり，これを改善するには耳
ぬきのタイミングを早める潜降前圧平衡（equaliz-
ing ahead of the dive）（表 3）を実践する必要があ
る[13)]．なお，リバウンド防止の観点から，局所血
管収縮薬（ナファゾリン）やプソイドエフェドリン
（pseudoephedrine；PSE）を含む鼻炎薬を予防的

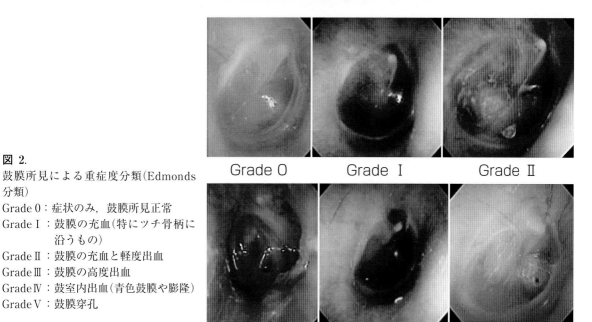

図 2.
鼓膜所見による重症度分類(Edmonds
分類)
Grade 0：症状のみ，鼓膜所見正常
Grade I ：鼓膜の充血(特にツチ骨柄に
　　　　沿うもの)
Grade II ：鼓膜の充血と軽度出血
Grade III ：鼓膜の高度出血
Grade IV ：鼓室内出血(青色鼓膜や膨隆)
Grade V ：鼓膜穿孔

Grade O　　　Grade I　　　Grade II

Grade III　　　Grade IV　　　Grade V

表 2. 中耳気圧外傷への臨床的対応

- 治癒するまではダイビングやバルサルバ手技のような圧変化を避ける.
- 鼓膜穿孔のない時には，軽度のものでは放置しても自然治癒することが多い.
- 中耳腔内に血液や滲出液の貯留が認められる場合，時に鼓膜穿刺・切開を行うこともあるが，治療初期でチューブ留置の必要はない.
- 感染を生じている場合には細菌培養と感受性検査を行ったうえで抗菌薬を投与する.
- 鼓膜穿孔や出血のある場合は外耳道・鼓膜の清浄化が重要である. 変位した鼓膜穿孔弁がみられればもとへ修復するように処置を行う. 二次的な感染を避けるため抗菌薬を使用する場合もある.
- 鼻閉および耳管機能障害を改善させるために抗アレルギー薬などで治療を行う.
- 大部分で鼓膜穿孔は治癒するが，3～4 ヶ月経ても穿孔が閉鎖しない場合には鼓膜形成手術を行う.
- 内耳炎などを併発した例では定期的に聴覚検査などを行って経過観察する.

（文献 3, 13 より）

表 3. 潜降前圧平衡(equalizing ahead of the dive)

- 地上で確実な耳ぬき技術を習得し，そうして初めてダイビングをすることを考える.
- 潜降前に耳ぬきを行う.
- 潜降 1 m ごとに耳抜きを行う. 潜降ロープを用いるようにする.
- 頭部を上に向けた姿勢で耳ぬきを行う.
- 耳に圧迫感を感じたときは潜降せず停止する.
- 小刻みで頻回な浮上，いわゆる「ヨーヨーダイビング」や停止をしない.
- 上気道感染症状がある場合は潜水をしない.

（文献 13 より）

に用いることは推奨しない.

＜浮上時の中耳気圧外傷＞

1 ）概　念

　浮上時に中耳腔内の気体が膨張して発症するもので，多くは安全停止後に生じる. 浮上時に耳管が正常に開大せず中耳腔内圧が水圧を上回る状態はリバース・ブロックといわれる. 水面ほど浮上速度のコントロールが困難となるため潜降時のMEB より深刻となる場合もある.

2 ）病態生理

　浮上時，経耳管的に圧放出ができない場合，圧迫感や疼痛を生じ，中耳内圧の左右差が生じて圧変動性めまい(alternobaric vertigo；AV)を生じる場合もある[14]～[16]. 浮上時の MEB は潜降時の

MEB に続けて生じることが多い．

3）臨床症状

浮上時の MEB は軽症のことが多く症状も短時間で消失するが，時に内耳障害や浮上するにつれて増していく耳の疼痛，鼓膜穿孔を生じることがある．AV[14)~16)]や稀に顔面神経麻痺[17)~19)]を合併することもある．鼓膜の充血や出血をしばしば認める．

4）治　療

基本的には潜降時の MEB に準じるが，AV や顔面麻痺などを併発した場合は，症状ごとの治療が必要とされる．

5）予　防

基本的には潜降時の MEB に準じるが，潜水中の浮上スピードを遅くし，特に深度 10 m からは毎分 8~10 m で浮上することが重要となる[20)]．

3．内耳気圧外傷（inner ear barotrauma；IEB）

1）概　念

IEB は急激な気圧変化や，緩徐であっても圧変化の幅が大きいか持続時間が長い時などに生じた内耳有毛細胞の損傷といわれる[21)]．感音難聴や耳鳴，嘔気・嘔吐を伴う回転性めまいを生じることが多い．

2）病態生理

IEB の発症機序は未だ十分に解明されていないが，一般的には相対的な中耳腔への過剰な圧変化によって蝸牛窓，前庭窓の破損に伴う外リンパ瘻あるいは膜迷路の虚脱，内耳血行障害が生じるためと考えられている（表 4）[22)23)]．

潜降後にスクイーズを生じ，これを改善できずに潜降を続けると中耳腔内の粘膜や血管の破綻を生じる．この結果として IEB を生じる場合もあるが，むしろ浮上の際に耳管が正常に開大せず中耳腔内圧が水圧を上回るリバース・ブロックの状態のほうがより内耳障害を生じやすいといわれる[24)]．

3）臨床症状

IEB 患者はこれまでにも無症状に経過した同様の圧負荷を経験していることが多く，難聴のみあるいは難聴と耳鳴で発症することが多いといわれる．50％の患者で蝸牛・前庭症状を併発し，蝸牛症状のみは 40％，前庭症状のみは 10％ほどといわれる．前庭症状はわずかな浮遊感程度から嘔気・嘔吐を伴う強いめまいを伴うものまで様々である．これらの症状は適切な治療を行えば多くは改善するが，外リンパ瘻を生じた場合は強い回転性めまいや不可逆的な感音難聴・耳鳴を生じ予後不良となる．一般的な IEB の臨床症状を表 5 に挙げる．

内耳障害はダイビング中，もしくはその直後から生じることが多いが，数時間・数日を経て発症する場合もある．高地移動や力仕事に誘発される例もあり，阿部ら[25)]は潜水・飛行後，数日して低音障害型感音難聴を生じた症例を IEB 遅発例として報告している．

4）診断・鑑別診断

IEB の診断には聴覚検査や眼振検査などの神経耳科的検査が重要で，初診時に十分に行われる必要がある．MEB を合併する場合にはその原因となる耳管機能障害の評価も重要となる．聴力障害は一側性で，高音漸減型・高音急墜型・水平型が多く，程度は中等度~高度のものが多い[26)]．外リンパ瘻の発症を疑う場合は，瘻孔現象の確認や high resolution CT（HRCT：高分解能 CT）などの画像診断，外リンパ特異的タンパクである CTP（cochlin-tomoprotein）の測定[27)]もまた必要とされる．IEB との鑑別疾患を表 6 に示す[28)]．

5）治　療

軽症例に対しては，まず保存的治療を行う[22)29)30)]．IEB 後，数日を経過しても感音難聴や前庭症状の悪化を認めなければ保存的治療が優先される[22)]．くしゃみやバルサルバ法，いきみ，咳嗽，

表 6. ダイビング後に前庭症状（めまい）を起こす代表的疾患

	圧変動性めまい Alternobaric vertigo (AV)	内耳気圧外傷 Inner ear barotrauma (IEB)	上半規管裂隙症候群 Superior canal dehiscence syndrome (SCDS)	内耳型減圧症 Inner ear decompression sickness (IEDCS)
頻度	最多	AV についで多い	極めて稀	稀
潜水曝露	どのような状況でもありえる	どのような状況でもありえる	どのような状況でもありえる	減圧制限に近い，あるいは超える
発症状況	急速な浮上，ダイビング後	急速な潜降，浮上，ダイビング後	急速な浮上，ダイビング後	深度による．急速な浮上，ダイビング後
内耳症状	前庭症状を生じる	前庭・蝸牛症状（難聴）ともに生じる	前庭症状（垂直成分），時に伝音難聴	50%前庭症状，30%蝸牛症状，20%両症状
耳管機能障害	あり	あり	あり	耳管機能障害は影響しない
瘻孔現象・Tullio現象	なし	あり（外リンパ瘻を生じた場合）	あり	なし
他の合併症	中耳気圧外傷	中耳気圧外傷	中耳気圧外傷	他の減圧症症状，ディープダイブ，飽和潜水
画像所見	所見なし	卵円窓の陥凹，外リンパ液漏出（外リンパ瘻）	上半規管裂隙を認める	所見なし
使用ガス	主に通常空気	主に通常空気	主に通常空気	主にヘリウムか水素
治療	保存的治療	保存的治療・外科療法	保存的治療・外科療法	再圧療法・高圧酸素療法

（文献 28 より改変）

表 7. 内耳気圧外傷の治療

保存的治療
- 生活指導：くしゃみやバルサルバ法の禁止，安静，頭位挙上など
- 薬物治療：ステロイド，ビタミンB群，末梢循環改善薬，血管拡張薬，マイナートランキライザー，消炎薬，抗菌薬，エダラボンなど
- 特殊治療：酸素吸入

外科的治療
- 試験的鼓室開放術・内耳窓閉鎖術

肉体労働などの制限を指導し，ダイビングや飛行機搭乗も制限する．外リンパ瘻の可能性がある場合は，頭部を挙上し患側耳を上にした状態で1週間程度の臥床安静をとらせる．薬物治療はステロイドが第一選択となる[31]．ビタミンB群，末梢循環改善薬，血管拡張薬，マイナートランキライザー，必要に応じて消炎薬，抗菌薬なども併用する．

重症例では外リンパ瘻を想定して外科的治療（試験的鼓室開放術と内耳窓閉鎖術）を行う[29]（表7）.

6）予後・予防

一般的にIEBは予後良好で保存的治療で約50%が治癒するといわれる[26]が，外リンパ瘻を生じた場合には比較的予後は悪くなる．重症度にもよるが，IEBでは症状固定後も6ヶ月〜1年は経過観察し，ダイビングも控えさせる必要がある．予防はMEBに準じる．

副鼻腔気圧外傷（sinus barotrauma）

1）概念・病態生理

副鼻腔気圧外傷は耳気圧外傷に比べると発症頻度は低い．外圧に比して洞内が陰圧状態の時に起こりやすく，自然口が粘液や粘膜組織でより狭められたり塞がれたりすると副鼻腔スクイーズを発症する．一般に前頭洞のスクイーズが多い[20]．

2）臨床症状

副鼻腔気圧外傷は，粘膜剥離，粘膜下血腫，膜嚢内の血餅，粘膜内小出血，粘膜腫脹が主症状となる．細菌感染を起こし副鼻腔炎となることは稀である[32)33)]．潜降時に副鼻腔自然口が閉鎖されていると，粘膜が鬱血し出血を生じることで副鼻腔内の気体の収縮を代償しようとし，逆に浮上時には閉鎖腔内で膨張した気体が副鼻腔自然口を介して血液や粘液を排出しようとするため，副鼻腔気圧外傷は潜降時と浮上時で症状が幾分異なる．

① 潜降時の副鼻腔気圧外傷（サイナス・スクイーズ）

潜降時の副鼻腔全体の疼痛で締め付け感や圧感が先に生じる場合もある．疼痛は通常浮上に伴って和らぐが，時に数時間にわたって鈍痛が持続する場合もある．また，浮上時に鼻出血や咽頭出血を起こすこともある．

疼痛は多くは眼窩まで至らない前頭洞領域に生じる．上顎洞はあまり一般的ではないが上顎歯の痛みや三叉神経第2枝（上顎神経）域の知覚麻痺として自覚される．篩骨洞で生じた場合，時に両眼の間に小さな血腫や変色を起こすことがある．

ダイビング後も不快感が持続する時は，副鼻腔内の滲出液貯留や感染症，急性・慢性副鼻腔炎や粘液瘤腫（ムコツェーレ）が考えられ，副鼻腔X線，CT，MRIで，肥厚粘膜や不透明，ニボーが描出される場合がある．

② 浮上時の副鼻腔気圧外傷（サイナス・リバースブロック）

粘膜鬱血や鼻甲介，副鼻腔ポリープなどによって副鼻腔開放が妨げられ，膨張した気体が放出できなくなるために生じる．自然口は鼻腔内に通じているため，副鼻腔内で生じた出血が浮上時に鼻や咽頭から流出する．自然口が完全に閉鎖していると骨壁が砕け軟部組織にそって進み，外科的気腫を生じる場合もある．

上顎洞が障害されると，サイナス・スクイーズと同様に上顎歯痛や頬部の痺れ感を生じ，これは潜降よりも浮上時により多いといわれる．

3）治　療

症状が軽度で感染を伴わなければ，ダイビングを一時的に控えるだけで速やかに改善する．感染を生じた場合の治療は一般的な急性副鼻腔炎に準じ，上顎洞穿刺などの外科的処置を必要とする例は少ない．

4）予　防

アレルギー性鼻炎を有する場合，事前に抗アレルギー薬を使用する．頭部を上にしたフィートファースト潜降が好ましく，潜降や浮上速度を緩

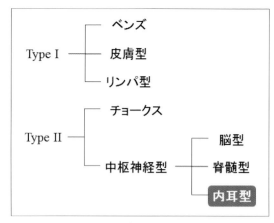

図 3. 減圧症の分類

徐にすることで障害は軽減される．

内耳型減圧症（inner ear decompression sickness；IEDCS）

1）概　念

IEDCS は，急激な減圧によって膨化した不活性ガスの気泡が内耳動脈系の閉塞を起こすとともに，内皮細胞を障害するためにめまい・難聴を引き起こすとされる．IEDCS は減圧症の中でも重症型とされる Type II の一型に含まれ（図3）早期の再圧治療を要するが，統計上は減圧症患者の2～7％程度と非常に稀である[20]．

2）病態生理

IEDCS はヘリオックス（HELIOX/Helium＋Oxygen）ガスを用いた 100 m 以上のディープダイブ（ヘリオックス潜水）の際に発症しやすいといわれる．その他にも，飽和潜水やダイビング中のガスの切り替え（gas switching）などでも生じる．ヘリオックスから急速に通常空気に交換した際にも生じる．一般的に通常空気を用いたダイビングでは他の臓器や系統への障害が併発するのに対して，ヘリオックス潜水では IEDCS が単独で起こる場合がある．ヘリオックス潜水では耳気圧外傷はほとんど認めない．一般に通常空気を用いた浅深度でのダイビングで IEDCS を単独で生じることはほぼないとされる．

3）臨床症状

IEDCS の特徴は前庭障害と蝸牛障害で，嘔気・嘔吐を伴う回転性めまいが単独で生じる場合もあ

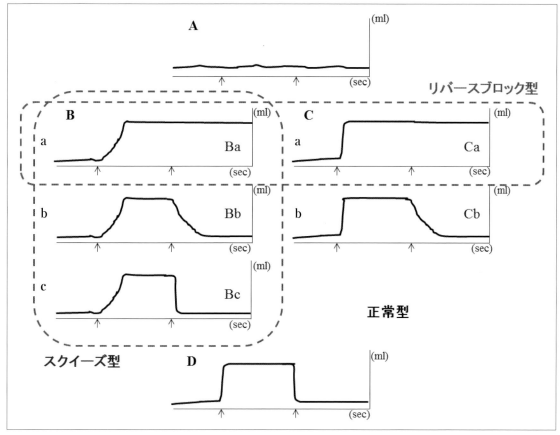

図 4. 耳管機能検査を用いたダイビング再開判定

インピーダンス法のコンプライアンス波形を図にように分類した. 図中の矢印は左がバルサルバ開始時, 右が嚥下時を意味する

A タイプはあらゆる気圧外傷を生じる可能性がある. Ba, Ca タイプは浮上時リバースブロックを生じやすく, Ba, Bb, Bc タイプは潜降時にスクイーズを生じやすい. D タイプが最も安全だが, ダイビングスキルや経験があれば Cb タイプでもダイビングは可能である

る. 多くの場合, 症状は減圧後, もしくはその直後に現れる. 千鳥足などの中枢症状を生じる場合もあるため IEDCS は初診時に中枢疾患と診断されやすい. 蝸牛症状を伴うことは少なく, それ以外の兆候が臨床症状の大部分を占める. 一般に減圧症は全身性に生じるが, IEDCS も内耳障害以外の他の減圧症状を伴う場合が多い[13].

4）診　断

一般的な減圧症の診断と同様に, 潜降深度, ヘリウムガスを用いていないか, 無減圧潜水時間を超えていなかったか, 急速浮上をしなかったか, などのダイブプロフィールが最重要となる. そして, 内耳症状に加えてベンズやチョークスといった他の減圧症症状や中枢神経症状, しびれなどの神経症状を伴う場合は IEDCS が強く疑われる.

IEB との鑑別が重要であり, 耳鼻咽喉科外来にて行うべき検査は IEB に準じる.

5）治　療

一般的な減圧症治療に準じ, 高気圧酸素治療（hyperbaric oxygen therapy；HBOT）が主体となる. IEDCS のような重症型減圧症への HBOT は治療開始が発症後 12 時間を超えると治療効果は著明に低下し, 軽症例では 24 時間以降でもそれほど差がない[34)35)]といわれ, IEDCS を診断した場合は可及的早急に HBOT を施行できる医療機関を受診させる必要がある.

6）予　後

発症後早急に HBOT を開始できれば予後は良好だが, 内耳出血を生じた場合はいくぶん不良となる. HBOT 後は 6 ヶ月〜1 年間はダイビングを

制限することが望ましい.

ダイビング再開判定

ダイビング再開判定は，当然のことながらダイビングによって生じた障害が完治し機能改善していることが必須条件となる．症状の程度にもよるが，外リンパ瘻や内耳型減圧症などの重症例では治癒後も6ヶ月～1年間はダイビング再開を制限する必要がある.

また，ダイビングのリスクとなる疾患がある場合は，その治療も必要となる．たとえば，アレルギー性鼻炎は耳管機能への影響が大きく十分なコントロールを必要とする．耳管狭窄症を生じているならば，耳管機能検査(インピーダンス法)で生じうるリスクをある程度は予想できる[16)36)37)](図4).

これらの医学的問題を解決した後は，機材や技術的問題を解決する必要がある．自分にあった適正な機材を選ぶことや，耳ぬきを含めたダイビングスキル向上はもちろんのこと，急速潜降や浮上をしないなどの水中での行動についても指導する必要があるだろう.

参考文献
1) 中島 務，柳田則之：耳気圧外傷. 日耳鼻, **92**：986-989, 1989.
2) Ahlén C, Mandal LH, Iversen OJ：Identification of infectious Pseudomonas aeruginosa strains in an occupational saturation diving environment. Occup Environ Med, **55**(7)：480-484, 1998.
3) 柳田則之，中島 務，植田広海ほか：耳気圧外傷の臨床. 耳鼻臨床, **88**(10)：1243-1252, 1995.
4) 酒井 昇：難治性慢性耳漏に対する一治療法の試み. 耳鼻, **51**：11-15, 2005.
5) 榎本仁司：難治性の外耳道炎・鼓膜炎の検出菌種と点耳薬としてのブロー液(酢酸アルミニウム液)の治療効果について. 優れた有効性とその製法. 耳鼻展望, **48**(4)：246-252, 2005.
6) Farmer JC：Diving injuries to the inner ear. Ann Otol Suppl, **36**：1-2, 1977.
7) Freeman P, Edmonds C：Inner ear baro-
trauma. Arch Otol, **95**：556-563, 1972.
8) 大久保 仁：中耳腔の換気─空洞換気の知識と理解─：168. 総合医学社, 1990.
9) Bayliss GJA：Aural barotrauma in naval divers. Arch Otol, **88**：141-147, 1968.
10) Lamkin R, Axelsson A, McPherson D, et al：Experimental aural barotrauma. Electrophysiological and morphological findings. Acta Otolaryngol Suppl, **335**：1-24, 1975.
11) King PF：The Eustachian tube and its significance in flight. J Laryngol, **93**：659-678, 1979.
12) Tsakris A, Psifidis A, Douboyas J：Complicated suppurative otitis media in a Greek diver due to a marine halophilic Vibrio species. J Laryngol Otol, **109**：1082-1084, 1995.
13) Edmonds C, Lowry C, Pennefather J, et al：Diving and Subaquatic Medicine. 4th ed：719. CRC Press, 2005.
14) Lundgren CEG：Alternobaric vertigo-a diving hazard. Br J Med, **2**：511-512, 1965.
15) Molvaer OI, Albrektson G：Alternobaric vertigo in professional divers. Undersea Biomed Res, **15**：271-281, 1988.
16) Kitajima N, Sugita-Kitajima A, Kitajima S：Altered eustachian tube function in SCUBA divers with alternobaric vertigo. Otol Neurotol, **35**(5)：850-856, 2014.
Summary 耳管機能の悪いダイバーほどAVを起こしやすく，約半数でダイビング後も数日間ふらつきが持続していた.
17) Bennett DR, Liske E：Transient facial paralysis during ascent to altitude. Neurology, **17**：194-198, 1967.
18) Becker GD：Recurrent alternobaric facial paralysis resulting from scuba diving. Laryngoscope, **93**：596-598, 1983.
19) Whelan TR：Facial nerve palsy associated with underwater barotrauma. Postgrad Med J, **66**(776)：465-466, 1990.
20) 大岩弘典：事故を起こさないための潜水医学：13-15. 水中造形センター, 2007.
21) 立木 孝：新・難聴の診断と治療：75. 中外医学社, 1986.
22) Parell GJ, Becker GD：Conservative management of inner ear barotrauma resulting from scuba diving. Otolaryngol Head Neck Surg, **93**：393-397, 1985.

23) Sheridan MF, Hetherington HH, Hull JJ：Inner ear barotraumas from scuba diving. ENT J, **78**：181-195, 1999.

24) 大久保　仁，渡辺　勣，小山澄子ほか：成人の耳管機能と耳圧外傷について．耳鼻，**35**：189-196, 1989.

25) 阿部　隆，笹森史朗，及川　尚ほか：急性低音障害型感音難聴を呈した内耳気圧外傷．日耳鼻，**92**：1381-1388, 1989.

26) 柳田則之：内耳気圧外傷の基礎と臨床．耳鼻臨床(補)，**3**：20-32, 1986.

27) Ikezono T, Omori A, Ichinose S, et al：Identification of the protein product of the Coch gene-hereditary deafness genes the major component of bovine inner ear protein. Biochim Biophys Acta, **3**：258-265, 2001.

28) Kitajima N, Sugita-Kitajima A, Kitajima S：A case of Superior canal dehiscence syndrome associated with scuba diving. Diving Hyperb Med J, **47**(2)：124-127, 2017.
Summary 内耳気圧外傷を疑い HRCT にて精査したところ，両側 SCDS であった．ダイビング後のめまいの1つとして SCDS を鑑別に加える必要がある．

29) Klingmann C, Benton P, Schellonger P, et al：A safe treatment concept for divers with acute inner ear disorders. Laryngoscope, **114**：2048-2050, 2004.

30) 柳田則之：内耳気圧外傷の基礎と臨床：172-173．名鉄局印刷，1994.

31) Klingmann C, Praetorius M, Baumann I, et al：Barotrauma and decompression illness of the inner ear：46 cases during treatment and fol-low-up. Otol Neurotol, **28**：447-454, 2007.

32) Campbell PA：Aerosinusitis-Its causes, course and treatment. Ann Otol, **53**：291-301, 1944.

33) Fagan P, McKenzie B, Edmonds C：Sinus barotrauma in divers. An Otol Rhinol Laryngol, **85**：61-64, 1976.

34) Thalmann ED：Principles of U. S. navy recompression treatments for decompression sickness, In Bennett PB & Moon RE eds：194-221. Diving accident management, Bethesda MD：Undersea and Hyperbaric Medical Society, 1990.

35) Ball R：Effect of severity, time to recompression with oxygen, and re-treatment on outcome in forty-nine cases of spinal cord decompression sickness. Undersea Hyperb Med, **20**(2)：133-145, 1993.

36) 北島尚治，北島明美，北島清治：耳管機能検査を用いたスキューバダイバー患者のダイビング再開判定．宇宙航空環境医学，**50**(3)：37-44, 2013.
Summary スクーバダイビングアクシデント後の再開判定に耳管機能検査を用いた．インピーダンス法のコンプライアンス波形が評価に有用であった．

37) Kitajima N, Sugita-Kitajima A, Kitajima S：Quantitative analysis of Inner Ear Barotrauma using a Eustachian tube function analyzer. Diving Hyperb Med J, **46**(2)：76-81, 2016.
Summary 耳管機能検査を用いて内耳気圧外傷を生じたダイバーを評価した．嚥下時に耳管が開大しない症例ほどめまいを生じ重篤になる傾向があった．

Monthly Book
ENTONI
エントーニ
No.231

好評増刊号!

2019年4月増刊号

耳鼻咽喉科医が頻用する
内服・外用薬
—選び方・上手な使い方—

編集企画　松原　篤（弘前大学教授）
164 頁，定価（本体価格 5,400 円+税）

日常の外来診療で遭遇する疾患を取り上げ，内服・外用薬の選び方・使い方・注意点など
わかりやすく解説！是非知っておくと役立つ他科専門医からのアドバイスも掲載！！

☆ CONTENTS ☆

全日本病院出版会　〒113-0033 東京都文京区本郷 3-16-4　Tel:03-5689-5989
www.zenniti.com　Fax:03-5689-8030

MB ENT, 243：63-70, 2020

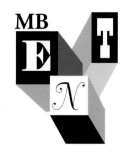

◆特集・耳鼻咽喉科医に必要なスポーツ診療の知識

登　山

井出里香*

Abstract　登山をアウトドアスポーツとして楽しむ機会が増えきている．一方で，山岳遭難も年々増加傾向で 2018 年には過去最多となっている．そのうち中高年登山者が約 80％を占めており，登山経験 10 年以上のベテランの事故も多い．登山は有酸素運動で心身ともに健康には良いが，転落・滑落や病気による事故（心疾患による突然死など）なども増加している．また，登山では標高が高くなるにつれて急性高山病（acute mountain sickness；AMS）の発症率も高くなる．登山に関連した疾患として AMS，高地肺水腫，高地脳浮腫，低体温症，熱中症について概説した．特に，AMS については診断，予防，治療などについて解説した．AMS と関係する耳鼻咽喉科疾患として睡眠時無呼吸症候群，前庭障害，聴覚障害についても触れた．

Key words　低圧低酸素（hypobaric hypoxia），高所（high altitude），急性高山病（acute mountain sickness），高地肺水腫（high altitude pulmonary edema），高地脳浮腫（high altitude cerebral edema），睡眠時無呼吸症候群（sleep apnea syndrome）

はじめに

　山の日の制定により登山への関心が高まり，登山人口も増えている一方で，警察庁発表の 2018 年の統計によると山岳遭難者数は 3,129 人で過去最高となり，40 歳以上が 78.5％（2,457 人）を占めている．要因として道迷い 37.9％，滑落 17.4％，転倒 15.0％などが挙げられる．富士登山では 5 合目から AMS を発症する可能性があり，登山中に遭遇することも多い．AMS や AMS に関連する耳鼻咽喉科疾患について基本的な知識や対処法を知っておくことは，さらに症状を悪化させずに安全な下山に繋げることができる．

高度の分類

　標高 2500 m 以上は高所と定義され，AMS は誰にも起こりうるが，個人差も大きく，標高 1500 m 以上の準高所でも AMS を起こすこともある．標高 3500 m 以上は高高所と定義されており，AMS

の発症率も高くなる（図 1）．富士山は標高 3776 m で国内唯一の高高所であるが，世界文化遺産に登録されてから海外からの登山者も増加している．富士山の遭難では AMS が半数を占めている．AMS の発症頻度は標高 2500 m レベルで登山者の 10～25％，ヒマラヤトレッキングなど 4500～5500 m レベルで 50～85％である[1]．

高所（低圧低酸素環境）の病態生理

　高度が上昇すると気圧が低下し，それに伴い空気中の酸素含有量も減少する．富士山頂（3776 m）では平地と比較して気圧は 2/3，体内の酸素量は 1/2 になる．エベレスト山頂（8848 m）では気圧は 1/3，体内の酸素量はわずか 1/4 になる．このような低圧低酸素環境によって身体にきたす様々な症状を総合して高山病といわれている[2]．急性の高山病には，急性高山病（acute mountain sickness；AMS），高地肺水腫（high altitude pulmonary edema；HAPE），高地脳浮腫（high altitude

＊ Ide Rika，〒 170-8476　東京都豊島区南大塚 2-8-1　東京都立大塚病院耳鼻咽喉科，医長

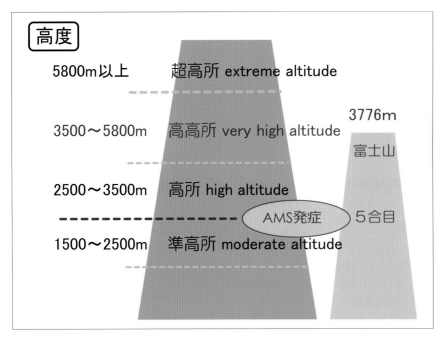

図 1.
高度の分類
(山本正嘉, 登山の運動生理学とトレーニング学, 東京新聞, 2016. p. 218, 図 3-8-4. より改変)

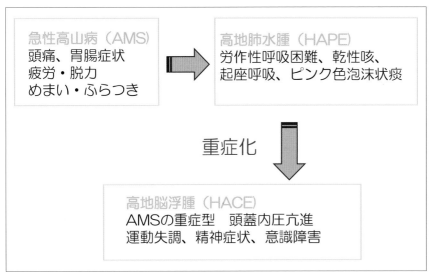

図 2.
高所(低圧低酸素)環境の病態生理

cerebral edema；HACE)がある．AMS は高度 2500 m 以上からを発症するといわれており，高度が上がるにつれて，HAPE，HACE へ進展して重症化する．HAPE は標高 3000 m 以下でも起こり，HACE も稀に標高 4000 m 以下で起こる(図 2)．これらの病態は低酸素血症に起因している．低酸素血症に対する反応として，末梢血管が収縮し，脳循環を含む中心血液量が増加するため，脳圧が亢進して頭痛の原因となる．一方，低酸素により細胞膜における Na ポンプの障害が起き，細胞内に Na が貯留して細胞内浮腫をきたし，HAPE，HACE を引き起こす．

急性高山病(acute mountain sickness；AMS)

1．診断・重症度判定

新しい高度に到達した後，6〜12 時間で AMS の症状が出現する．主な症状として，頭痛はほぼ必発で，胃腸症状(食欲不振・嘔気)，疲労・脱力，めまい・ふらつき，睡眠障害などを伴う．Lake Louise Score(LLS)を用いて AMS の診断，重症度を判定する．頭痛を含むスコア合計 3 点以上，あるいは，頭痛の有無にかかわらずスコア合計 4 点以上で AMS と診断する．スコア 7 点以上で HAPE を疑う．重症度の判定はスコア 3〜5 点は

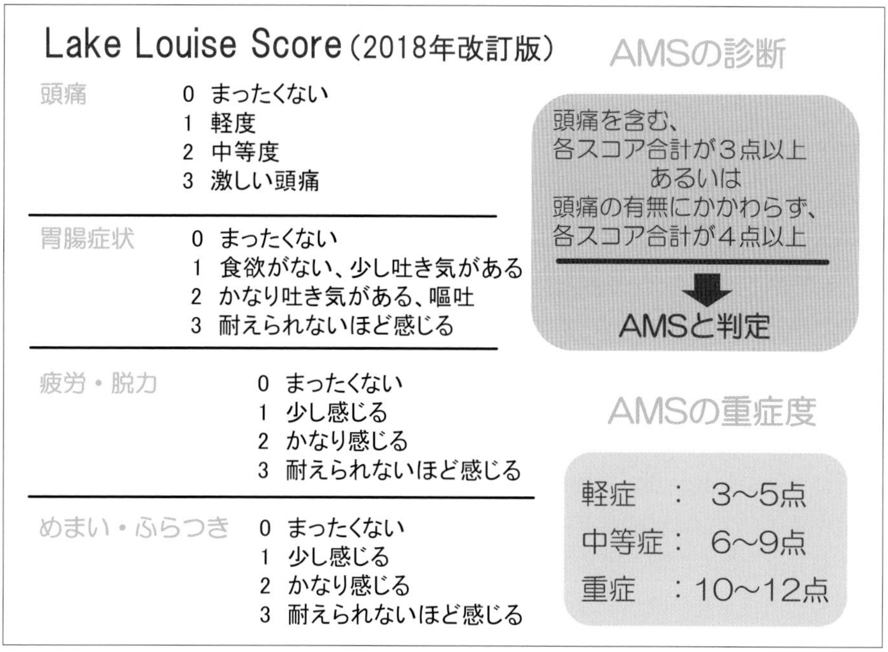

Lake Louise Score(2018年改訂版)

AMSの診断

頭痛	0 まったくない
	1 軽度
	2 中等度
	3 激しい頭痛

胃腸症状	0 まったくない
	1 食欲がない、少し吐き気がある
	2 かなり吐き気がある、嘔吐
	3 耐えられないほど感じる

疲労・脱力	0 まったくない
	1 少し感じる
	2 かなり感じる
	3 耐えられないほど感じる

めまい・ふらつき	0 まったくない
	1 少し感じる
	2 かなり感じる
	3 耐えられないほど感じる

頭痛を含む、
各スコア合計が3点以上
あるいは
頭痛の有無にかかわらず、
各スコア合計が4点以上

↓

AMSと判定

AMSの重症度

軽症 : 3〜5点
中等症 : 6〜9点
重症 : 10〜12点

図 3.
AMS の診断・重症度
判定

表 1. 高山病のリスク分類

リスク	摘　要
低	・高山病既往なし，2800 m 以下の高度に登高する ・2500〜3000 m の高度に 2 日以上かけて到達，以後 1 日 500 m を下回る登高で就寝，1000 m の登高毎に順応のための予備日を設ける場合
中	・AMS 既往あり，2500〜2800 m の高度に 1 日で登高する ・AMS 既往なし，2800 m を超える高度に 1 日で登高する ・3000 m を超える高度で，1 日 500 m を超える登高で就寝，1000 m の登高毎に順応のための予備日を設ける場合
高	・AMS 既往あり，2800 m を超える高度に 1 日で登高する ・HACE 既往あり ・3500 m を超える高度に 1 日で登高する場合 ・3000 m を超える高度で 1 日 500 m を超える登高で就寝，順応のための予備日を設けない場合 ・急速な登高

（Luks AM, et al：Wilderness Environ Med 25：S4-14, 2014. より改変）

軽症，スコア 6〜9 点は中等症，10〜12 点は重症となる（図 3）.

2．予　防

　登山前日は十分睡眠をとり，体調管理に留意し，年齢，体力に合わせてゆっくり登る．特に，標高 3000 m 以上では，宿泊高度を 1 日に 300 m 以上高くしないことが望ましい．脱水は AMS の原因となるため，高所では意識的に水分摂取する．標高 4000 m 以上の高所登山においては，登山前の低酸素室，富士山での高地順応トレーニングは有効であり，AMS の予防にも有効である可能性が示されている.

　薬物による予防として，Wilderness Medical Society の 2014 年度版ガイドライン（2014）（表 1）では低リスク群は標高 3000 m 以上の場合もゆっくり登ることを条件に予防薬の投与は必要ないとしている．中・高リスク群が予防薬の適応とされており，アセタゾラミド（ダイアモックス®）を第一選択とし，アセタゾラミドにアレルギーがある場合にデキサメタゾン（デカドロン®）の投与を検討する.

　アセタゾラミドは AMS には保険適用外（睡眠時無呼吸症候群には保険適用あり）であるが，近位尿細管において炭酸脱水素の作用を抑制するこ

とにより利尿効果と炭酸水素イオンの排出による代謝性アシドーシスにより呼吸中枢が刺激され，換気量が増大する．副作用として痺れなどの知覚異常，多尿が5％以上に認められる．複数回の高山病の既往がある場合や山岳救助など急激に高度を上げる必要がある場合に予防薬としてアセタゾラミドは推奨されており，登高の前日から内服開始し，目標高度に2日滞在した後は中止する．投与量は1回125 mg，1日2回である．

デキサメタゾンは低酸素下で発現するサイトカインの分泌亢進を抑制，低酸素血症による血液脳関門の透過性亢進に関与する血管内皮細胞表面の接着因子の発現を抑制，副腎皮質刺激ホルモン（ACTH）の産生を抑制することにより浮腫の改善，AMSの発症を予防するが，感染症，消化性潰瘍などの副作用もあるため，使用は限定される．

3．治　療

AMSの対処は，それ以上高度を上げないことが第一である．HAPE，HACEを併発していなければ，高度をそれ以上上げずに同一高度に留まることで高所順応により症状が軽快する．症状が改善しない場合は低地への移動・搬送を検討する．高度を300〜1000 m下げることにより症状は著明に改善する．HAPEなど重症化が疑われる場合，天候など周囲の状況により高度を下げることが困難な場合に応急的対処として酸素吸入も有効な治療法である．同様に下山が困難な場合に携帯型高圧チャンバー（Gamow Bag®，Certec Bag®，Portable Altitude Chember®）などがある．100 mmHg加圧することにより，高度を約2000 m下げるのと同等の効果がある．薬物療法として，アセタゾラミド，デキサメタゾンについては前述の通りである．

4．AMS発症の危険因子

急速な登高，高い運動強度，若年者，高山病の既往が挙げられるが，特に登高速度は重要である[3]．AMS発症には個人差があり，ACE遺伝子多型，CYP11B2，NOS3，VEGF，EPO，HIF-1aなど遺伝的素因の関与がいわれている．AMSの発症頻度と性差，登山経験，荷物重量との関連は認められていない．

高地肺水腫
（high altitude pulmonary edema；HAPE）

高地において発症する非心原性の肺水腫で，無治療の場合には50％は死亡するとされている致死的疾患である．その発症機序はまだ解明されていない．日本においてもこれまでに5例の死亡例がある[4]．LLS 7点以上でHAPEを疑うことが提唱されている[5]．

高地脳浮腫
（high altitude cerebral edema；HACE）

AMSの重症型で，頭蓋内圧亢進症状，特に激しい頭痛，悪心，嘔吐，複視が出現する．運動失調，精神症状，傾眠などの意識障害などをきたす．HACEの発症頻度は0.1〜0.4％と稀であるが，発症した場合の生命予後は不良である．HACEの発症には個体差があり，高所順応に関連する分子の遺伝子多型が発症に関与する可能性も指摘されている[6]．

低体温症

通常，深部体温は36℃前後に保たれているが，35℃以下になると低体温症となる．気温の低い環境にさらされると発症し，登山中に風や雨，雪などにさらされると急速に体温が奪われて疲労や障害をきたす．特に，高齢者は低体温症をきたしやすい．冬山だけでなく，夏山でも低体温症になり，疲労凍死は起こっている．対策としては，体温の低下を防ぐ（防寒，防風，防水）とともに体温を上昇させる行動（エネルギー補給，体を動かすなど）をとることも必要である．

熱中症

夏山などで直射日光があたる暑い環境で長時間の行動は体内の水分喪失や体温上昇で熱中症をきたしやすい．熱中症の予防指標としてWBGT（暑

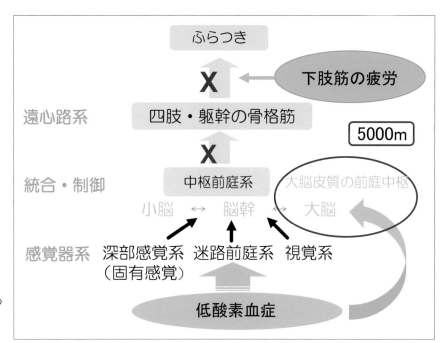

図 4.
高高所登山での体平衡の
制御メカニズム

さ指数)が用いられており，湿度が高くなるほど
WBGT もより高値となる．登山中は熱中症の他，
水分不足，脱水により血液の粘度が増加して塞栓
症を起こしやすくなる．体重の 2％以上の脱水が
起こると，疲労や障害が起こりやすくなる．

　標準コースタイムで歩いた場合を想定すると，

　行動中の脱水量(ml) = 体重(kg) × 行動時間
(h)×5

• 脱水係数 5 は個人差，季節を考慮して増減して
　も良い．
　特に気温 25℃以上(夏日)は 6〜7 とし，歩行速
　度が速くなるほど大きくなり，10 を超える可能
　性もある．

• 水分補給については脱水量の 7〜10 割，最低で
　も 1 時間ごとに行う．
　行動開始前にその一部をあらかじめ補給してお
　いて良い(250〜500 ml)．
　行動時間が 3 時間を超える場合には，塩分など
　の電解質の補給も行う[7]．

AMS と関係する耳鼻咽喉科疾患

1．睡眠時無呼吸症候群(SAS)

高所(低圧低酸素環境)では夜間 SpO$_2$ が低下し
て，低酸素血症による過呼吸は血中の二酸化炭素
分圧が低下して呼吸性アルカローシスが起こる．

二酸化炭素分圧の低下は呼吸中枢を抑制し，睡眠
中の中枢性無呼吸を引き起こす．この無呼吸によ
り血中酸素分圧が低下すると，呼吸中枢を刺激し
て過換気になり，交互に起こると周期性呼吸にな
る．低酸素血症は肺高血圧症の発症リスクとな
り，HAPE のリスクも高くなる．健常人でも中枢
性無呼吸，周期性低呼吸がみられ，高度が上がる
ほど増悪する．SAS による睡眠中の低酸素血症は
AMS の増悪因子である．

2．前庭障害

AMS の症状にはめまい・ふらつきがあり，滑
落，転倒の原因にもなっている．標高 5000 m 以
上では低酸素血症による大脳皮質の前庭中枢への
影響により回転性めまい，バランス機能低下，聴
力低下などの併発が報告されている．Nordahl
ら[8]は低圧低酸素で浮動性めまいや不安定さは認
めないが，8000ft(2438 m)，14000ft(4267 m)，
18000ft(5486 m)の高度で主に開眼の前後面で姿
勢制御に影響したが，地上レベルで正常に戻った
と報告しているが，Singh ら[9]はふらつき，自発眼
振，頭位眼振を含む前庭症状は高所で起こると報
告している．Mees，Suckfull[10]は高所での回転性
めまいは末梢前庭障害によるものではなく，むし
ろ中枢前庭障害に関連していると述べている(図
4)．

3．聴覚障害

　健常人でも低酸素血症や血液粘性の増加は聴覚機能に影響するといわれている．高度 6000 m までは純音聴力検査で明らかな変化はみられなかったが，語音弁別能の上昇が認められ，中枢神経系での低酸素血症の影響によるものと報告されている[11]．Rosenberg ら[12]も音の方向定位が高所で減少したと報告している．Mees らの研究[10]では，内耳の外有毛細胞は高度の上昇で OAE は減少したと報告している．我々の研究[13]でも高度 5000 m 相当の低圧低酸素室で TEOAE，DPOAE はともに低下していた．また，蝸牛の外有毛細胞は温度感受性があり，障害を受けやすく，Veuillet ら[14]の TEOAE の研究では 30℃以下の体温で無反応であることが明らかにされている．

登山中の外傷

　登山中の外傷では，緊急を要する疾患，搬送上の注意点，救急搬送の必要性を判断する場面に遭遇することがある．循環器疾患，呼吸器疾患などについては別の成書を参考にしていただきたい．耳鼻咽喉科領域の外傷では，気道閉塞をきたす疾患として下顎骨の複雑骨折による舌根沈下や頸部打撲などによる喉頭外傷，喉頭浮腫などに注意する．顔面外傷のうち眼窩壁骨折の約 70％は下壁骨折で眼窩吹き抜け骨折といわれている．緊急性は少ないが，外眼筋の嵌頓による直接障害がある場合は早期手術の適応となる．鼻かみは禁止するよう指導する．視神経管骨折などによる重度の視力障害や動脈性出血などで止血困難な多量の鼻出血なども救急搬送が必要になる．

登山の禁止基準

　登山は運動負荷も大きく，高所では低酸素環境になるため，循環器疾患には注意を要する．心疾患の重症度を評価したうえで，登山による心臓突然死や心疾患の増悪のリスクの程度は運動耐容能をもとに安全性を優先して慎重に判断する．運動強度は心肺運動負荷試験で測定可能である．高血圧症患者は BP 160/100 mmHg 以上の場合，生活習慣の修正，薬物治療により血圧がコントロールされるまでは登山は禁止である．心不全患者は NYHA class Ⅰ～Ⅱおよび一部のⅢ患者は登山可能であるが，慢性心不全の場合は通常内服されている治療薬は継続してもらう．

高所順応・高所順化の過程

　高所に 2 週間以上滞在していると AMS 症状は次第に軽快してくる．これは，高所順応（altitude acclimatization）により低酸素環境に対する体の適応機能が働くことによる．すなわち，骨髄の造血機能が高まり，ヘモグロビン，赤血球が増加し，循環および呼吸機能の向上により体の酸素運搬能力がよくなる．組織の細胞でも酸化還元に関係する酵素の活性が高まり，酸素の利用効率がよくなる．標高 6000 m 以上では高所順応できないため，高所に長期間滞在すると脂肪量だけでなく筋量も減少して高所衰退をきたす．一方，高所順化（altitude adaptation）は世代を超えた進化である．高所に対する順応と順化の過程では，急性（反応），慢性（順応），一生・複数世代（順化）の段階がある．急性（反応）として心拍数，換気量が増加し，慢性（順応）になると CO_2 への応答改善，Hb の増加，毛細血管の増加がみられ，一生・複数世代（順化）になると低酸素換気応答の改善，肺血管収縮の改善がみられる（図 5）．

高所医学研究・高所順応トレーニング研究

　一般的に高所順応の第一関門となる高度 4000 m に近い標高を有する富士山は，AMS とそれに関連する病態の解明，高所順応の評価と効率的なトレーニング法の開発，登山による身体的影響を研究するには適した環境である[14]（図 6）．高所医学や高所順応に関する研究は国内外でも活発に行われており，国内では日本登山医学会（Japanese Society of Mountain Medicine），海外では International Society for Mountain Medicine がある．海外登山前に低酸素室を利用するケースも増えて

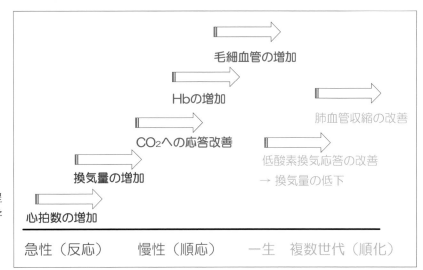

図 5.
高所に対する順応と順化の過程
（山本正嘉　登山の運動生理学
とトレーニング学，東京新聞，
2016，p. 229．より一部改変）

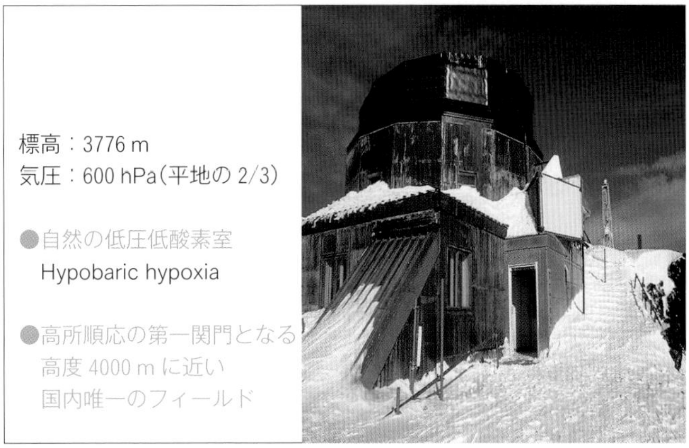

毛細血管の増加

Hbの増加

肺血管収縮の改善

CO_2への応答改善

低酸素換気応答の改善
→ 換気量の低下

換気量の増加

心拍数の増加

急性（反応）　　　　慢性（順応）　　　一生　複数世代（順化）

標高：3776 m
気圧：600 hPa（平地の 2/3）

●自然の低圧低酸素室
　Hypobaric hypoxia

●高所順応の第一関門となる
　高度 4000 m に近い
　国内唯一のフィールド

図 6.
高所医学・高所順応からみた富士山頂の特徴

いるが，富士山での高所順応トレーニングを組み合わせることにより，現地でのより効率的な高所順応が可能となり，登山期間の短縮にもつながる．

まとめ

　安全な登山には事前の準備，無理のない登山計画，緊急時の対処法などを確認して，余裕を持った登山を心掛けることが重要である．登山中は医薬品，医療器具なども限られた中で最善の対応をとる必要がある．耳鼻咽喉科領域以外にも救急医療のような総合的な判断や対応が必要となるため，登山に関連した疾患についても知っておくことは大切である．

文　献

1) Bartsch P, Swenson ER：Clinical practice：Acute high-altitude illness. N Engl J Med, 368：2294-2302, 2013.
2) 井出里香：登山と低酸素．日本高気圧環境・潜水医学会関東地方会誌，17(2)：12-14, 2017.
3) Wilson MH, Newman S, Imray CH：The cerebral effects of ascent to high altitude. Lancet Neurol, 8：175-191, 2009.
4) 原田智紀，村井健美，平林幸生ほか：蝶ヶ岳から長塀尾根を下山中に標高 2350 m 付近で死亡した 16 歳男性について．登山医学，33：139-152, 2013.
Summary 本例は救助要請から数時間〜24 時間以内に急速に意識障害へと進展した HAPE であった．
5) 花岡正幸，雲登卓瑪，漆畑一寿ほか：高地肺水腫における急性高山病スコアの実際とその有用性．登山医学，23：129-132, 2003.
6) Simomson TS, Yang Y, Huff CD, et al：Genetic evidence for high-altitude adaptation in Tibet. Science, 329：72-75, 2010.
7) 山本正嘉：登山時のエネルギー・水分補給に関

する現実的な指針の作成. 登山医学, **32**：36-44, 2012.

8）Nordahl SH, Aasen T, Owe JO, et al：Effects of hypobaric hypoxia on postural control. Aiat Space Environ Med, **69**：590-595, 1998.
　Summary　急性の低圧低酸素は開眼の前後面で姿勢制御に影響を与え, 視覚が酸素欠乏で影響を受けることを示す他の研究とも一致する.

9）Singh D, Kochhar RC, Kacker SK：Effects of high altitude on inner ear functions. J Laryngol Otol, **90**(12)：1113-1120, 1976.

10）Mees K, Suckfull M：Cochlear and vestibular risk at high altitude. Larygorhinootologie, **81**(7)：465-468, 2002.

11）Mees K, Behnisch A, Suckfull M：Audimont-a scientific research expedition to Mount Cho Oyu in the Himalayas. Fortschr Med Orig, **121**(1)：1-4, 2003.

12）Rosenberg ME, Pollard AJ：Altitude dependent changes of directional hearing in mountaineers. Br J Sports Med, **26**：161-165, 1992.
　Summary　登山遠征隊の 10 人は高所の急性曝露で音の方向定位は減少したが, 順応後は海面レベルまで改善した.

13）Ide R, Harada T, Kanzaki S, et al：Physical and physiological effects on otoacoustic emissions in hypobaric hypoxia. ORL J Otorhinolaryngol Relat Spec, **72**(4)：225-232, 2010.

14）Veuillet E, Gartner M, Champsaur G, et al：Effects of hypothermia on cochlear micromechanical properties in humans. J Neural Sci, **145**：69-76, 1997.
　Summary　開心術で鼓膜温が30℃以下になると TEOAE は消失するが, 復温すると TEOAE は低体温前のレベルまで回復する.

15）井出里香：富士山測候所を活用した登山医学分野の研究-富士山頂で睡眠時無呼吸症候群はどうなるのか？富士山頂でのふらつきの要因は？. ヤマケイ登山総合研究所(編)：211-216, 登山白書 2016. 山と渓谷社, 2016.

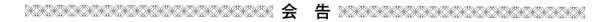

第 65 回日本聴覚医学会総会・学術講演会

会　期：2020 年 10 月 7 日（水）・8 日（木）・9 日（金）

会　場：ウィンクあいち

〒 450-0002　愛知県名古屋市中村区名駅 4-4-38

TEL 052-571-6131（代）／FAX 052-571-6132

会　長：曾根　三千彦（名古屋大学医学部耳鼻咽喉科学講座教授）

プログラム：

主題 1：聴覚の可塑性―基礎研究から臨床所見まで

主題 2：他覚的聴覚検査の応用と評価

他，特別講演，一般演題を予定

演題募集期間：**2020 年 4 月 8 日（水）～6 月 10 日（水）**

演題募集の詳細については，第 65 回日本聴覚医学会総会・学術講演会のホームページ（http://audiology65.umin.jp/）をご覧ください．

【事務局】名古屋大学医学部耳鼻咽喉科

〒 466-8550　愛知県名古屋市昭和区鶴舞町 65

TEL 052-744-2323／FAX 052-744-2325

E-mail audiology65@sunpla-mcv.com

FAX による注文・住所変更届け

改定：2015 年 1 月

　毎度ご購読いただきましてありがとうございます.
　読者の皆様方に小社の本をより確実にお届けさせていただくために，FAX でのご注文・住所変更届けを受けつけております. この機会に是非ご利用ください.

◇ご利用方法

　FAX 専用注文書・住所変更届けは，そのまま切り離して FAX 用紙としてご利用ください. また，注文の場合手続き終了後，ご購入商品と郵便振替用紙を同封してお送りいたします. **代金が 5,000 円をこえる場合，代金引換便とさせて頂きます.** その他，申し込み・変更届けの方法は電話，郵便はがきも同様です.

◇代金引換について

　本の代金が 5,000 円をこえる場合，代金引換とさせて頂きます. 配達員が商品をお届けした際に，現金またはクレジットカード・デビットカードにて代金を配達員にお支払い下さい(本の代金＋消費税＋送料). (※年間定期購読と同時に 5,000 円をこえるご注文を頂いた場合は代金引換とはなりません. 郵便振替用紙を同封して発送いたします. 代金後払いという形になります. 送料は定期購読を含むご注文の場合は頂きません)

◇年間定期購読のお申し込みについて

　年間定期購読は，1 年分を前金で頂いておりますため，代金引換とはなりません. 郵便振替用紙を本と同封または別送いたします. 送料無料，また何月号からでもお申込み頂けます.
　毎年末，次年度定期購読のご案内をお送りいたしますので，定期購読更新のお手間が非常に少なく済みます.

◇住所変更届けについて

　年間購読をお申し込みされております方は，その期間中お届け先が変更します際，必ずご連絡下さいますようよろしくお願い致します.

◇取消，変更について

　取消，変更につきましては，お早めに FAX，お電話でお知らせ下さい.
　返品は，原則として受けつけておりませんが，返品の場合の郵送料はお客様負担とさせていただきます. その際は必ず小社へご連絡ください.

◇ご送本について

　ご送本につきましては，ご注文がありましてから約 1 週間前後とみていただきたいと思います. お急ぎの方は，ご注文の際にその旨をご記入ください. 至急送らせていただきます. 2〜3 日でお手元に届くように手配いたします.

◇個人情報の利用目的

　お客様から収集させていただいた個人情報，ご注文情報は本サービスを提供する目的(本の発送，ご注文内容の確認，問い合わせに対しての回答等)以外には利用することはございません.

　その他，ご不明な点は小社までご連絡ください.

株式会社　全日本病院出版会　〒113-0033 東京都文京区本郷 3-16-4-7 F
電話 03(5689)5989　FAX03(5689)8030　郵便振替口座 00160-9-58753

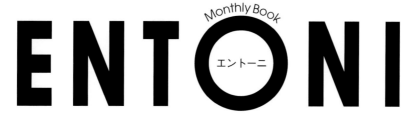

FAX 専用注文書

「Monthly Book ENTONI」誌のご注文の際は，この FAX 専用注文書もご利用頂けます．また電話でのお申し込みも受け付けております．
毎月確実に入手したい方には年間購読申し込みをお勧めいたします．また各号1冊からの注文もできますので，お気軽にお問い合わせください．

バックナンバー合計 5,000円以上のご注文は代金引換発送	―お問い合わせ先― ㈱全日本病院出版会 営業部 電話 03(5689)5989　　FAX 03(5689)8030

□年間定期購読申し込み　No.　　から

□バックナンバー申し込み

No.	-	冊	No.	-	冊	No.	-	冊	No.	-	冊
No.	-	冊	No.	-	冊	No.	-	冊	No.	-	冊
No.	-	冊	No.	-	冊	No.	-	冊	No.	-	冊
No.	-	冊	No.	-	冊	No.	-	冊	No.	-	冊

□他誌ご注文

	冊		冊

お名前	フリガナ　　　　　　　　　　　　　　　　　　㊞	診療科
ご送付先	〒　　-　　　　　　　　　　　　　　　　　　　　□自宅　　□お勤め先	
電話番号		□自宅 □お勤め先

FAX 03-5689-8030 全日本病院出版会行

年　　月　　日

住 所 変 更 届 け

お 名 前	フリガナ	
お客様番号		毎回お送りしています封筒のお名前の右上に印字されております8ケタの番号をご記入下さい。
新お届け先	〒　　　　　都 道 　　　　　　府 県	
新電話番号	（　　　　　　）	
変更日付	年　　　月　　　日より	月号より
旧お届け先	〒	

※ 年間購読を注文されております雑誌・書籍名に✓を付けて下さい。

☐ Monthly Book Orthopaedics （月刊誌）
☐ Monthly Book Derma. （月刊誌）
☐ 整形外科最小侵襲手術ジャーナル （季刊誌）
☐ Monthly Book Medical Rehabilitation （月刊誌）
☐ Monthly Book ENTONI （月刊誌）
☐ PEPARS （月刊誌）
☐ Monthly Book OCULISTA （月刊誌）

Monthly Book ENTONI バックナンバー

通常号⇒2,500 円＋税
※No.198 以前発行のバックナンバー, 各目次等
の詳しい内容は HP（www.zenniti.com）をご
覧下さい.

次号予告

耳鼻咽喉科の問診のポイント
―どこまで診断に近づけるか―

No.244（2020 年 4 月増刊号）

編集企画／愛媛大学教授　　羽藤　直人

編集顧問：本庄　　巖　　京都大学名誉教授
編集主幹：市川　銀一郎　順天堂大学名誉教授

　　　　　小林　俊光　　仙塩利府病院
　　　　　　　　　　　　耳科手術センター長

　　　　　曾根 三千彦　　名古屋大学教授

No. 243　編集企画：
　大谷真喜子　和歌山県立医科大学講師

Monthly Book ENTONI　No.243

2020 年 4 月 10 日発行（毎月 1 回 15 日発行）
定価は表紙に表示してあります.
Printed in Japan

発行者　　末　定　広　光
発行所　　株式会社　全日本病院出版会
〒 113-0033 東京都文京区本郷 3 丁目 16 番 4 号 7 階
電話（03）5689-5989　Fax（03）5689-8030
郵便振替口座 00160-9-58753

印刷・製本　三報社印刷株式会社　　電話（03）3637-0005
広告取扱店　㈱日本医学広告社　　　電話（03）5226-2791

© ZEN・NIHONBYOIN・SHUPPANKAI, 2020